認知症診療連携マニュアル
日本総合病院精神医学会治療指針 8

日本総合病院精神医学会
認知症委員会

星和書店

Clinical Handbook of Dementia Care Cooperation
Japanese Society of General Hospital Psychiatry
Practice Guideline 8

by
Committee on Dementia

作成委員

粟田　主一　東京都健康長寿医療センター研究所　研究部長

鵜飼　克行　社会医療法人愛生会 総合上飯田第一病院　老年精神科部長

小川　朝生　国立研究開発法人国立がん研究センター 先端医療開発センター 精神腫瘍学開発分野　分野長

小田原俊成　横浜市立大学 学術院医学群　保健管理センター教授・センター長

下田　健吾　日本医科大学 精神・行動医学　准教授

高橋　晶　筑波大学 医療医学系 災害・地域精神医学　准教授 茨城県立こころの医療センター　地域・災害支援部長

竹内　文一　小田原市立病院 心身医療科　主任部長

田子　久夫　公益財団法人磐城済世会 舞子浜病院　名誉院長

西田圭一郎　関西医科大学 精神神経科学教室　講師

橋本　学　国立病院機構 肥前精神医療センター　認知症疾患医療センター長

古田　光　東京都健康長寿医療センター　精神科部長

吉田　常孝　外務省診療所・在パプアニューギニア日本国大使館　参事官兼医務官

吉村　匡史　関西医科大学 総合医療センター 精神神経科　病院准教授

(50 音順)

謝辞

　B-8，E-6，F-2章の執筆，症例提供に助力頂いた関西医科大学 精神神経科学教室 研究医員　諏訪梓先生，F-2章の内科的検証に協力して頂いた関西医科大学 内科学第三講座（消化器肝臓内科）助教　高橋悠先生，C-4章の執筆に助力頂いた社会医療法人愛生会総合上飯田第一病院 看護部 認知症看護認定看護師　松井千恵さんに感謝いたします。

緒言

　厚生労働省の患者調査によると，外来患者における65歳以上高齢者割合は3年ごとの調査のたびに1割ずつ増えて350万人を超え（2014年調査），疾病では特にアルツハイマー型認知症の増加が目立つ。一般病床入院高齢者における認知症割合は，正確なデータはないものの，日本総合病院精神医学会・認知症委員会が行った調査では17.5～52.3%と推計されている。65歳以上地域在住高齢者のうち認知症の占める割合は15%と，認知症者が推定500万人を超えた今改めて驚く数字ではないが，わが国の医療が専門性を問わず認知症者への対応を避けて通ることができない実態を示すデータといえよう。

　地域に目を向けると，団塊の世代が後期高齢者となる2025年を目途に，高齢者の尊厳の保持と自立生活の支援を目的として，住まい・医療・介護・予防・生活支援が一体的に提供される地域包括ケアシステムの導入が進められている。認知症施策推進総合戦略（新オレンジプラン）では，認知症者がそのときの容態に最もふさわしい場所で適切なサービスを受給できるよう，地域包括ケアシステムを利用した循環型社会の構築が掲げられており，医療・介護の役割分担と連携のさらなる推進が求められている。

　そうした流れの中で，新オレンジプランでは，一般病院を対象とした事業として，一般病院医療従事者，

特に看護師向けの認知症対応力向上研修を通じた多職種協働のチーム医療の推進を目指している。認知症患者が抱える様々な問題（行動・心理症状，せん妄，退院支援など）に対し，精神科リエゾンチームが対応可能な医療機関もあるものの，現状では精神科リエゾンチームを有する施設はまだわずかである。2016年度の診療報酬改定により認知症ケア加算が新設され，今後一般病院において認知症サポートチームによる認知症高齢者対応がさらに進むことが期待される。

　本書は，一般病院に通院または入院している認知症および認知症が疑われる患者に対する実践的かつ具体的な対応マニュアルである。多忙な業務の中でも，認知症診療に関して困ったとき，疑問を感じたとき，あるいは現場でスタッフに相談を受けた際に，すぐに参照できるよう，使い勝手に配慮して作成した。本書を多くの医療従事者の高齢者および認知症診療に役立てていただけることを期待したい。

　2018年6月

日本総合病院精神医学会　認知症委員会

委員長　　小田原俊成

vii

●目次

緒言　v

A　一般病院における認知症診療の課題 ……… 1

B　一般病院における認知症診療の基礎知識 …… 3

1. 認知症高齢者はどれくらい入院しているのか？ …… 3
2. 認知症者の身体治療における問題点は？ ………… 14
3. 認知症を疑うポイントは？ ……………………… 17
4. 認知症の治療法は？ ……………………………… 23
5. 認知症の緩和ケアとは？ ………………………… 37
6. 認知症者の権利とは？ …………………………… 43
7. せん妄対策は？ …………………………………… 45
8. 認知症者に対する接し方 ………………………… 54

C　入院時評価・対応 ……………………………… 67

1. 認知機能評価と対応 ……………………………… 67
2. 入院中のリスク評価と対応と
   合併症予防（転倒・静脈血栓症） ……………… 76
3. 治療同意の注意点 ………………………………… 84
4. 入院環境の配慮 …………………………………… 90

viii

D 認知症の行動・心理症状（BPSD）対応 ……101

1. BPSD 対応の原則 ………………………………… 101
2. 認知症疾患別起こりやすい BPSD と対応 ………… 105

E コンサルテーションの実際と連携 …………117

1. 精神科リエゾンチーム ………………………………… 117
2. 地域連携 ………………………………………………… 124
3. 医療相談室 ……………………………………………… 135
4. 退院調整 ………………………………………………… 140
5. 外国人対応と海外在留邦人高齢化の問題 ………… 149
6. 認知症と自動車運転 ………………………………… 155

F 事例 ……163

1. 抗認知症薬の使用に迷ったせん妄を伴う
   認知症の一例 ………………………………………… 163
2. 消化管出血の治療中にせん妄が出現した一例 …… 167

略語一覧　174
索　　引　178

A 一般病院における
認知症診療の課題

　わが国では，超高齢社会を迎え認知症患者が増加する一方，医療サービスの利用は本人の意向が尊重されるため，推定される認知症高齢者数に比べ，認知症と診断を受ける人の割合は多くない。高齢入院患者のかなりの割合が認知機能低下を有する可能性があるにもかかわらず，入院前評価が不十分なことで，入院治療に際して様々な困難が生じる。BPSD（behavioral and psychological symptoms of dementia：認知症の行動・心理症状）や delirium（せん妄）がその代表としてあげられるが，これらの症状に対する予防や適切な対応の遅れにより，身体機能の低下や入院期間の延長をきたし，その結果，退院後の在宅生活に支障をきたすおそれがある。

　診療報酬上，一般病床における精神科医療サービスとして精神科リエゾンチーム（以下，「チーム」）加算が認められており，チームを有する医療機関では，BPSD やせん妄に対しチーム医療で対応することが可能である。しかし，全国的には申請要件の厳しさからチームの設置が十分に進んでいない状況にある。2016年度より認知症ケア加算が新設され，病棟スタッフの認知症入院患者対応力の向上が期待されるが，実効性のある対応には，今後とも精神科医療サービスとの連携が不可欠と思われる。また，認知症ケア加算の施設

要件として，身体拘束の適切な使用が求められていることにも留意し，医療関係者は認知症高齢者の権利擁護にも十分な配慮をしていく必要がある。

救急医療の現場でも認知症患者の対応には様々な困難を伴うが，対応困難であることを理由に，身体疾患の受診や治療の機会が制限されないよう，医療施設およびスタッフの総合的な認知症対応力の強化が求められている。通常の外来診療においても，高齢者の認知機能低下による治療コンプライアンスの低下から，身体疾患の治療に支障をきたすことが少なくない。したがって，高齢患者の診察においては，疾患にかかわらず，認知機能や日常生活状況の把握は必要不可欠となりつつある。さらに，身体疾患の治療方針をめぐって，当事者の同意能力の評価や家族の意向を調整することも，今後はさらに重要な課題となろう。

高齢者は難治性疾患の併存や身体機能の低下に加え，種々の喪失体験（近親者との死別，社会的役割の減少）や住環境（単独および夫婦のみ高齢者世帯の増加），経済状況など様々な心理社会的要因が病状に密接に関連することから，心身の機能を維持し，地域生活を継続するための生活支援相談も含めた多面的な支援が必要である。

（小田原　俊成）

B 一般病院における 認知症診療の基礎知識

1. 認知症高齢者はどれくらい入院しているのか？

> **Summary**
>
> ❶ 高齢入院患者における認知症の患者の割合は一般人口よりも高く，既報では25〜40％程度である。
>
> ❷ 入院前に認知症と診断されていない例も多い。
>
> ❸ 入院患者の認知症についての適切な評価が，治療・ケア・退院支援に役立つ。

　超高齢社会を迎えたわが国において，認知症患者の身体疾患治療は医療上の大きな課題である。朝田らの報告では65歳以上の高齢者における認知症有病率は15％と推定されている[1]。また，2025年には認知症高齢者が最大約700万人，高齢者の約5人に1人と推計されている[2]。一般病院への入院患者も高齢化が進んでいる。認知症は高齢になるほど発症しやすく，また，糖尿病・脂質異常症・高血圧症・脳血管障害・心疾患など多くの身体疾患が認知症のリスク因子であるし，認知症高齢者は健常高齢者より急性疾患や転倒による外傷を生じやすい。外傷を含む身体疾患で入院する身体的に不良な高齢者では，一般人口より認知症有病率は高いと考えられる。

　Sampsonらによると，ロンドン北部の急性期病院

における 70 歳以上高齢入院患者の 42.4% が認知症と診断され，その半数しか入院前に認知症の診断を受けていなかった[3]。同調査では，加齢とともに認知症患者の割合は増え，男性より女性の方が認知症有病率は高く，実に 90 歳以上の高齢者では 75.0% の患者が認知症であったという。疾患別にみると，肺炎・尿路感染症・急性虚血性心疾患で認知症患者の割合が高く，前 2 疾患では進行した認知症の割合が高かった。Walsh らよると，アイルランドの 6 研究病院に入院した 70 歳以上患者の 24.9% が認知症と診断でき，そのうち 35.6% しか入院前に診断されていなかった[4]。Goldberg らは英国の 1,800 床の総合病院に緊急入院した 70 歳以上の高齢者のうち 39〜46% に認知機能低下を認めたと報告している[5]。Bellelli らがイタリアの複数の急性期病院とリハビリ病棟を対象に行った一点調査では，65 歳以上高齢入院患者の 24.0% が認知症と診断され，そのうち半数がせん妄を呈していた[6]。スペインの大学病院の調査では，65 歳以上の入院患者の 30.2% に認知症もしくはせん妄による認知機能低下を認めた[7]。2005 年に行われた系統的レビューでは，認知症とせん妄の区別がない報告も含め，総合病院の高齢入院患者における認知症の有病率を 31（5〜45）% としている[8]。

　日本総合病院精神医学会・認知症委員会で行った一般病床高齢入院患者における認知症の実態調査[9]では，カルテ調査や処方内容から，認知症の診断がすでにある患者が 17.5% と推定され，一方，CGA7（Comprehensive Geriatric Assessment 7：高齢者総

合的機能評価−簡易版)[10] の認知症スクリーニング項目（3 単語の即時再生および遅延再生）で認知症の疑いがもたれた患者は 52.3％であった（表 1）。これらから高齢入院患者における認知症の患者の割合を 17.5〜52.3％と推定した。筆者の勤務する東京都健康長寿医療センターで，入院時に DASC–21（Dementia Assessment Sheet for Community-based Integrated Care System–21 items：地域包括ケアシステムにおける認知症アセスメントシート）を施行したところ，65 歳以上高齢入院患者の 27.2％で認知症が疑われた（表 2，表 3）。情報不足や身体的不良で DASC–21 が施行できなかった患者が 15.1％おり，この調査から，65 歳以上入院患者の認知症の割合は 30％以上と推察している。

　認知症高齢者がどれくらい入院しているかを正確に把握することの難しさは，医療者が患者の認知機能低下を正しく把握できないことにもある。Torisson らによれば，スウェーデンの大学病院一般内科の 60 歳以上の入院患者で MMSE（Mini-Mental State Examination）（表 2）と CDT（Clock Drawing Test：時計描画テスト）で認知機能をチェックしたところ，34.0％の患者でどちらか 1 つ，38.5％の患者で両方に異常を認めた。両方で異常を認めた群で介護者の 77％がもの忘れについて訴えていたが，医師が認知機能低下に気づいていたのは 44％，看護師では 64％であった[11]。介護者からの情報を得ることは重要であると考えられた。

　入院の入り口である救急医療に目を向けると，2007

表1 高齢者総合的機能評価-簡易版（CGA7）

番号	CGA7の質問	評価内容
①	〈外来患者〉診察時に被験者のあいさつを待つ 〈入院患者・施設入所者〉自ら定時に起床するか，もしくはリハビリへの積極性で判断	意欲
②	「これから言う言葉を繰り返してください（桜，猫，電車）」 「後でまた聞きますから覚えておいてください」	認知機能
③	〈外来患者〉「ここまでどうやって来ましたか？」 〈入院患者・施設入所者〉「普段バスや電車，自家用車を使ってデパートやスーパーマーケットに出かけますか？」	手段的ADL
④	「先ほど覚えていただいた言葉を言ってください」	認知機能
⑤	「お風呂は自分ひとりで入って，洗うのに手助けは要りませんか？」	基本的ADL
⑥	「失礼ですが，トイレで失敗してしまうことはありませんか？」	
⑦	「自分が無力だと思いますか？」	情緒・気分

年の報告で高度救命救急センターを有する基幹病院で，救急受診患者の27.9％を65歳以上の高齢者が占め，そのうち認知症と診断された，もしくは認知症が疑われた患者は28.7％であったという[12]。今後高齢化が進み，この割合はさらに増加すると予想される。

高齢の入院患者における認知症患者の割合は入院患者の年齢構成比や入院事由によって異なるが，既報の

正答と解釈	次へのステップ
○：自分から進んであいさつする ×：意欲の低下	Vitality index
○：自ら定時に起床する，またはリハビリその他の活動に積極的に参加する ×：意欲の低下	
○：可能（できなければ④は省略） ×：復唱ができない→難聴，失語などがなければ中等度の認知症が疑われる	MMSE・HDS-R
○：自分でバス，電車，自家用車を使って移動できる ×：付き添いが必要→虚弱か中等度の認知症が疑われる	IADL
○：ヒントなしで全部正解，認知症の可能性は低い ×：遅延再生（近時記憶）の障害→軽度の認知症が疑われる	MMSE・HDS-R
○：⑤は，失禁なし，もしくは集尿器で自立。入浴と排泄が自立していれば他の基本的 ADL も自立していることが多い ×：入浴，排せつの両方が×→要介護状態の可能性が高い	Barthel index
○：無力と思わない ×：無力だと思う→うつの傾向がある	GDS-15

調査や当委員会の調査からも，一般住民における認知症有病率より高いと考えられる。今後，後期高齢者・超高齢者の割合が増えていくため，一般病床高齢入院患者における認知症の有病率はさらに増えると予想される。入院時の認知機能評価は，身体疾患治療だけでなく，退院支援のためにも重要である。高齢の入院患者に CGA7（表1）や表2に示すようなツールで認知

表2　認知機能検査（スクリーニング検査）

1）HDS-R（Hasegawa's Dementia Scale-Revised：改訂長谷川式認知症スケール）（所要時間：6〜10分）

　　HDS-Rは年齢，時間と場所の見当識，3単語の即時再生と遅延再生，計算，数字の逆唱，物品記銘，言語流暢性の9項目からなる30点満点の認知機能検査である。HDS-Rは20点以下が認知症疑いで感度93%，特異度86%と報告されている。

2）Mini-Cog（所要時間：2分）

　　Mini-Cogは3語の即時再生と遅延再生とCDTを組み合わせたスクリーニング検査である。Mini-Cogは2点以下が認知症疑いで感度76〜99%，特異度83〜93%であり，MMSEと同様の妥当性を有する。

3）MoCA（Montreal Cognitive Assessment）（所要時間：10分）

　　MoCAまたはMoCA-J（Japanese version of MoCA）は視空間・遂行機能，命名，記憶，注意力，復唱，語想起，抽象概念，遅延再生，見当識からなり，MCI（軽度認知障害）をスクリーニングする検査である。MoCAは25点以下がMCIであり，感度80〜100%，特異度50〜87%である。MoCAはMMSEよりも糖尿病患者の認知機能障害を見出すことができる。http://www.mocatest.orgより，各国語版の評価用紙と使用法のダウンロードができる。

4）DASC-21（所要時間：5〜10分）（表3）

　　DASC-21は認知機能障害と生活機能障害（社会生活の障害）に関連する行動の変化を評価する尺度で，介護職員やコメディカルでも施行できる21の質問からなる。また，DASC-21は臨床的認知症尺度（Clinical Dementia Rating：CDR）と相関があり，その妥当性が報告されている。dasc.jpより，各国語版の評価用紙と使用法のダウンロードができる。

5）MMSE（所要時間：6〜10分）

　MMSE は時間の見当識，場所の見当識，3 単語の即時再生と遅延再生，計算，物品呼称，文章復唱，3 段階の口頭命令，書字命令，文章書字，図形模写の計 11 項目から構成される 30 点満点の認知機能検査である。MMSE は 23 点以下が認知症疑いである（感度 81%，特異度 89%）。27 点以下は MCI が疑われる（感度 45〜60%，特異度 65〜90%）。

日本老年医学会 HP ＞高齢者診療におけるお役立ちツール＞認知機能の評価法と認知症の診断（https://www.jpn-geriat-soc.or.jp/tool/tool_02.html#cap_02_01）

症のスクリーニングを行い，認知症が疑われる患者では家族・介護者から情報を集め，できる限り認知機能評価を行うことが理想的である。適切な評価が，入院中のせん妄や BPSD による入院継続困難や身体科治療の頓挫を減らすことが期待される。

（古田　光）

10

表3 地域包括ケアシステムにおける認知症アセスメント

ご本人の氏名		生年月日	
本人以外の情報提供者の氏名		（本人との続柄　　　　　）	
		1点	2点
A	もの忘れが多いと感じますか	1. 感じない	2. 少し感じる
B	1年前と比べてもの忘れが増えたと感じますか	1. 感じない	2. 少し感じる
1	財布や鍵など，物を置いた場所がわからなくなることがありますか	1. まったくない	2. ときどきある
2	5分前に聞いた話を思い出せないことがありますか	1. まったくない	2. ときどきある
3	自分の生年月日がわからなくなることがありますか	1. まったくない	2. ときどきある
4	今日が何月何日かわからないときがありますか	1. まったくない	2. ときどきある
5	自分のいる場所がどこだかわからなくなるときはありますか	1. まったくない	2. ときどきある
6	道に迷って家に帰ってこられなくなることはありますか	1. まったくない	2. ときどきある
7	電気やガスや水道が止まってしまったときに，自分で適切に対処できますか	1. 問題なくできる	2. だいたいできる
8	一日の計画を自分で立てることができますか	1. 問題なくできる	2. だいたいできる
9	季節や状況に合った服を自分で選ぶことができますか	1. 問題なくできる	2. だいたいできる
10	一人で買い物はできますか	1. 問題なくできる	2. だいたいできる
11	バスや電車，自家用車などを使って一人で外出できますか	1. 問題なくできる	2. だいたいできる
12	貯金の出し入れや，家賃や公共料金の支払いは一人でできますか	1. 問題なくできる	2. だいたいできる

（DASC-21）

年　　月　　日 （　　歳）		男・女	独居・同居
記入者氏名		（所属・職種）	

3点	4点	評価項目		備考欄
3. 感じる	4. とても感じる	導入の質問 （採点せず）		
3. 感じる	4. とても感じる			
3. 頻繁にある	4. いつもそうだ	記憶	近時記憶	
3. 頻繁にある	4. いつもそうだ			
3. 頻繁にある	4. いつもそうだ		遠隔記憶	
3. 頻繁にある	4. いつもそうだ	見当識	時間	
3. 頻繁にある	4. いつもそうだ		場所	
3. 頻繁にある	4. いつもそうだ		道順	
3. あまりできない	4. まったくできない	問題解決 判断力	問題解決	
3. あまりできない	4. まったくできない			
3. あまりできない	4. まったくできない		社会的判断	
3. あまりできない	4. まったくできない	家庭外のADL	買い物	
3. あまりできない	4. まったくできない		交通機関	
3. あまりできない	4. まったくできない		金銭管理	

		1点	2点
13	電話をかけることができますか	1. 問題なくできる	2. だいたいできる
14	自分で食事の準備はできますか	1. 問題なくできる	2. だいたいできる
15	自分で，薬を決まった時間に決まった分量のむことはできますか	1. 問題なくできる	2. だいたいできる
16	入浴は一人でできますか	1. 問題なくできる	2. 見守りや声がけを要する
17	着替えは一人でできますか	1. 問題なくできる	2. 見守りや声がけを要する
18	トイレは一人でできますか	1. 問題なくできる	2. 見守りや声がけを要する
19	身だしなみを整えることは一人でできますか	1. 問題なくできる	2. 見守りや声がけを要する
20	食事は一人でできますか	1. 問題なくできる	2. 見守りや声がけを要する
21	家の中での移動は一人でできますか	1. 問題なくできる	2. 見守りや声がけを要する

DASC-21（1～21 項目まで）の合計点＿＿＿＿＿点/84 点

B 一般病院における認知症診療の基礎知識 13

3点	4点	評価項目		備考欄
3. あまりできない	4. まったくできない	家庭内のADL	電話	
3. あまりできない	4. まったくできない		食事の準備	
3. あまりできない	4. まったくできない		服薬管理	
3. 一部介助を要する	4. 全介助を要する	身体的ADL①	入浴	
3. 一部介助を要する	4. 全介助を要する		着替え	
3. 一部介助を要する	4. 全介助を要する		排泄	
3. 一部介助を要する	4. 全介助を要する	身体的ADL②	整容	
3. 一部介助を要する	4. 全介助を要する		食事	
3. 一部介助を要する	4. 全介助を要する		移動	

© 粟田主一 東京都健康長寿医療センター研究所

2. 認知症者の身体治療における問題点は？ ―

> **Summary**
>
> ❶ 認知症患者は，身体機能や服薬管理能力の低下，社会的支援の不足から，身体疾患が重症化しやすい。
>
> ❷ 認知症患者の治療同意能力が十分でない場合，入院治療に協力が得られにくく，行動制限を要することがある。
>
> ❸ 入院治療に際して，肺炎や転倒による骨折，不動性による深部静脈血栓症などの新たな合併症の併発に注意する。

　認知症患者は，入院治療において様々な治療上の困難を伴う。2011〜2013年の3年間に横浜市立大学附属市民総合医療センター（以下，「センター」）の精神科病床に入院した65歳以上高齢者を認知症(D)群106例と非認知症(ND)群213例の2群に分類し，入院処遇について比較したところ，D群で非自発入院（75.1% vs 57.3%）および行動制限（隔離44.0% vs 24.3%，身体拘束37.2% vs 16.4%）の割合が有意に高かった。D群の行動制限は，全例が身体疾患の治療が主たる理由であった[13]。この結果から，認知症入院患者の入院同意能力は他の精神障害者と比較してもさらに不十分であること，治療に対する協力が十分に得られにくい傾向が示唆された。またD群の在院日数はND群と比べて短く，施設入所や転院が多いため自宅退院率が低かった。認知症患者の対応困難性と身体疾患を有す

B　一般病院における認知症診療の基礎知識　15

る認知症患者の在宅治療および介護の困難さの一端を
示唆する所見と考えられる。

　さらに，認知症患者は入院中に新たに判明または発
症する身体合併症にも注意が必要である。2011〜2012
年にセンター精神科病棟に身体治療目的で入院した認
知症患者 54 人中，約 2 割にあたる 11 人に身体合併
症が併発した。呼吸器・尿路感染症や転倒による骨折
を除いて，深部静脈血栓症（deep vein thrombosis：
DVT）が最も多く，5 人に認められた。認知症患者は
高齢・向精神薬使用・身体疾患の併存の他，身体拘束
を用いる頻度が高く，DVT の高リスク群であること
を前提にした対応が必要と思われる。さらに，精神科
2 次・3 次救急入院症例ほど，BPSD の背景にある身
体疾患の評価・治療が十分に行われておらず，環境調
整を含めた複合的な対応を要する事例が多かった。

　新オレンジプランの原案となった地域精神保健医療
体制の構築に向けた検討チームの取りまとめ案では，
重度の BPSD と身体合併症を併存する認知症患者の
入院医療について，合併症の状態像に応じた精神科病
床の受け入れ先の選別（総合病院精神科と精神科病院
の役割分担）が推奨されている。すなわち，身体疾患
急性期の治療は有床一般病院精神科で行い，慢性疾患
の治療は精神科病院が担うというものである。しか
し，急性期身体疾患の入院対応が可能な認知症疾患医
療センターを有する一般病院の病床整備は十分に進ん
でおらず，また，総合病院であっても精神病床で対応
可能な身体疾患は限られており，身体疾患の種類およ
び重症度により認知症患者の受け入れ先探しに難渋す

るケースは少なくない。2008年に行われたわが国の医療施設調査では，総合病院精神科のない二次医療圏が全国に3分の1あることが報告され，その後診療報酬の誘導効果により無床精神科を有する総合病院数はこの年を境に増加に転じている。総合入院体制加算に精神病床の設置が要件となったことで，一般病院における精神病床の増床がさらに進むと予想される。診療報酬上認められている精神科医療サービスとして，精神科リエゾンチーム加算があるが，チーム設置による一般病床での認知症患者の受け入れ促進が期待されている。また，「A. 一般病院における認知症診療の課題」の章で述べたように，2016年度より認知症ケア加算が新設され，認知症サポートチーム（dementia support team：DST）などによる認知症対応力のさらなる向上が期待される。

　救急医療機関を受診する高齢者は増加しており，全国の救急病院受診者の約半数が高齢者であることが指摘されている。久保田らは，仙台市立病院の救命救急センター外来（1〜3次救急）を2007年3月の1か月間に受療した65歳以上高齢者を認知症（およびその疑い）群88例と非認知症群219例に分け，両群の臨床的特徴を比較した[12]。その結果，前者では身体的重症度が高く死亡の転帰をとる割合が高い一方で，社会的入院の割合も高く，そうした症例では外来診察時間も長かったことを報告している。認知症患者がこうした臨床的特徴を示す理由として，事故，服薬コンプライアンス低下による併存疾患の悪化や身体機能の低下，症状の自発的表出の困難さにより対応が遅れやす

いことなどが推察される。救急搬送困難事例として認知症患者が少なくないことは，こうした対応困難性が原因と考えられる。認知症に関する疾病教育や心理社会的背景を踏まえた生活面のアドバイスは，救急受診の繰り返しを防止する上で，今後の救急の現場において重要な支援業務となっていく可能性がある。

（小田原　俊成）

3. 認知症を疑うポイントは？

> **Summary**
>
> ❶ 入院患者における認知症の診断は難しい。
> ❷ その理由は，せん妄との鑑別が困難なためである。
> ❸ 例外はあるが，できれば入院中は認知症との診断は控えることが望ましい。しかし，認知症であってもせん妄であっても，認知機能低下に早期に気づくことは重要である。

I．はじめに

「認知症高齢者数が 2025 年には 700 万人（65 歳以上人口の約 5 人に 1 人）に達する」と発表されたことは記憶に新しい出来事だが，医療機関を受診する人々，ひいては身体疾患のために入院を要する人々が認知症を有する割合はさらに高いことが予想される。認知症を有する一般病棟の入院患者において問題になり得ることとして，医療従事者からの説明を十分に記憶・理

解できないこと，治療方針に関する意思決定を適切に行えない場合があること，自室もしくは病棟に戻れないなどの事故が起こり得ること，せん妄発症の危険がより高いことなどがあげられる（以下，「入院患者」とは精神科病棟以外の一般病棟での入院患者のことを意味する）。せん妄とは，身体状態の悪化により，数時間～数日単位で急性に発症し，意識・注意・知覚の障害が出現し，日内変動を示す症候群である[14]。

　もともと認知症との診断を受けている，あるいは認知機能低下の既往があるなどの情報があれば，医療従事者も注意して対応することができる。しかし初期の段階であれば，家族などのその人をよく知る人々も認知機能低下に気づいていない場合がある。そのような場合，たとえ医療従事者であっても，短期間の関わりで認知機能低下の徴候に気づくことは困難である。しかし，入院する高齢者の全員に認知機能検査を試みることは現実的とはいえない。そこで本稿では，入院した患者の認知機能低下を疑うポイントについて説明する。なお，「認知症を疑うポイント」ではなく「認知機能低下を疑うポイント」としているが，入院患者における認知症診断の難しさゆえに，あえてこのような表現を用いる。入院患者での認知症診断の難しさについては次項で言及する。

Ⅱ．入院患者における認知症診断の難しさ

　入院患者における認知症診断には慎重さが要求される。せん妄との鑑別が難しいからである。例えば，発症の様式に関しては，認知症であっても，血管性認知

症（vascular dementia：VaD）・レビー小体型認知症（dementia with Lewy bodies：DLB）・プリオン病などでは，急性の発症をきたすことがある。また，変動性の経過も DLB では中核的特徴の1つとされているので[15]，決してせん妄に特有の経過とはいえない。さらに，せん妄と認知症が併存した場合，鑑別診断はより困難となる。せん妄と認知症の併存は22〜89％と高率であり，特に入院症例では50％以上とされている[16]。せん妄と認知症との鑑別に関する系統的な研究は非常に少なく[17]，研究で使用されている評価尺度も日常の臨床現場で用いるには現実的ではない。外来で認知症患者の家族から「（身体の病気で）他の病院に入院したら急に認知症が進んで慌てたけど，退院してしばらくしたらもとに戻りました」という主旨の話を聞くことがあるが，これは「入院によりせん妄が発症し，退院後しばらくして改善した」と解釈することができる。このような状況を考慮すると，入院時に認知症の診断がついていない症例では，入院中の認知症の診断を保留しておくことが無難と考えられる。筆者の経験的な意見だが，認知症と診断するには，退院後少なくとも1か月は待った方がよいと思われる。ただし，認知機能低下に気づいた時点で HDS-R や MMSE などで認知機能の評価をしておくことは無意味ではない（表2）。後日に同様の評価を行って，認知機能低下が一過性であったのか，持続性であるのか，判断する手がかりとなる。また，介護上の理由などで迅速に認知症との診断が必要な場合や，身体の状態などによって退院が困難な場合はこの限りではなく，思い切って診

20

断を試みるべきと思われる。

Ⅲ. 認知機能低下を疑うポイント

　原因が認知症であれ，せん妄であれ，認知機能低下に早く気づくことは重要である。この項では，認知機能低下を疑うポイントを順に説明する。

1）記憶障害

　認知症でみられる認知機能低下として最も頻度が高く典型的なものは，「もの忘れ」つまり近時記憶障害である。近時記憶が低下している患者は，短い時間の間に何度も同じフレーズや質問を繰り返すことが珍しくない。これは，確認のために何度も同じことを言っているのではなく，直前のことが記憶に残っていないために同じ言葉を繰り返すのである。近時記憶障害は認知症の原因疾患によらず，どの認知症疾患でもみられるが，初期に目立つ症状としてはアルツハイマー型認知症（Alzheimer type dementia：AD）で最も典型的である。AD が軽度のうちは疎通性は良好で，短時間の会話のやりとりでは全く問題を感じさせないことが少なくない。答えられない質問をされても取り繕う。そのためご近所さんなど馴染みの人々との日常会話では異常に気づかれず，すでに AD との診断がなされている人でも周囲の人は異常を感じていないということを，しばしば経験する。

2）見当識障害（失見当）

　日付や時間がわからない，場所や人物がわからない

といった障害である見当識障害も，認知症の代表的な症状の1つである。見当識障害は，まず日付がわからなくなり，次いで時間→場所→人物の順で進行することが一般的で，人物の見当識障害は高度の状態に達してから出現する。時間の見当識障害は，深夜に行動することによる事故の危険や睡眠リズムに悪影響を及ぼすおそれを高める。場所の見当識障害は，病院内・病棟内で道に迷って病室に戻れなくなるといった事態につながる。深夜にベッド周りの片づけをしたり病棟内を歩いたりしているような場合は時間の見当識障害を，自室やトイレの場所がわからず困っているような場合は場所の見当識障害を疑うべきである。

3) 神経症状

AD 以外の認知症疾患では，認知機能低下以外の症状が初期症状となる場合がある。DLB でパーキンソン症状を認めることはよく知られており，臨床診断基準における中核的な特徴の1つである[15]。四肢の振戦・無動・仮面様顔貌・前傾姿勢・小股歩行・突進歩行などのパーキンソン症状がみられる場合は認知機能にも注意が必要である。

4) 睡眠障害

睡眠障害の1つとして，レム期睡眠行動異常症（rapid eye movement sleep behavior disorder：RBD）がある。主な症状は，睡眠中の大声での寝言や激しい体動である。レム睡眠（rapid eye movement sleep：REM sleep）とは，眠りは浅く夢を見ている睡眠段階

だが，通常 REM sleep では骨格筋は弛緩しており身体を動かすことはない。しかし RBD では，REM sleep 中であるにもかかわらず骨格筋に力が入る状態になるため，夢の内容に応じて言葉を発したり身体を動かしたりする。その結果として睡眠中に，大声の寝言・暴れて転倒する・ベッドから転落する・そばで眠っている人をたたく・蹴るといった事態につながる。これも DLB の初期症状として出現する症状であり，診断基準の中核的特徴の1つである[15]。

5）その他

面談中に同伴者がそばにいる場合は，質問に対して自分で答えようとせずに同伴者の方を振り返って「どうだったかな？」などと尋ねることがある。この行動は「振り返り徴候」などとも呼ばれ，認知症の方にみられやすい行動である。また，入院患者の処方内容を確認する際に，認知症治療薬が処方されている場合は，認知症の罹患を念頭に置く必要がある。認知症治療薬の処方を受けていても，認知症との診断を受けていることを認識していない場合がある。また，薬物に関連した事項として，持参した薬物が整理されていない（本人も飲み方をよく理解していない，残薬の数が種類によってばらばらであるなど）場合も，認知機能低下を疑う必要がある。

（吉村　匡史）

B 一般病院における認知症診療の基礎知識 23

4. 認知症の治療法は？ ───────

Summary

❶ 認知症の症状は，心理的・身体的・環境的影響
を受けやすいため，これらを前提とした多元的
な治療が求められる。

❷ 認知症には治療可能な症状も含まれていること
が多く，改善させることが可能であるため，状
態の見極めが大切となる。

❸ 認知症高齢者には脳の器質的変化があることか
ら，向精神薬によるBPSDの治療には，安全性
や忍容性，副作用への格別な配慮が望まれる。

❹ 認知症の薬物治療では，認知機能の低下を抑制
することも効果に含められているが，認知機能
低下自体は回避できないのが一般的であり，医
療への不信を避けるためにも事前の十分な説明
が求められる。

Ⅰ．はじめに

　多くの認知症は進行性であり，薬物の効果が症状の
進行に追いつけないことが多く，効果がみえにくい。
意識障害やうつ病などの要素が加わればさらに複雑と
なる。BPSDの治療は向精神薬などの薬物の力を借り
ることが多い。この項では，4種類ある認知症治療薬
と認知症で頻用される向精神薬群の特徴をまとめた。

　治療に取りかかる場合，以下のような4つの特徴を
把握していると「症状の構造」がわかりやすく，取り
組みの順序が明確になってくる[18]。適切な薬物選択や
介護者指導がなされると治療の効果に反映しやすい。

① 脳の器質変化があり，進行性である：認知機能障害は脳の器質変化を基盤として出現する。一部を除き進行性であり，これを回復させるのは困難である。認知症治療薬には進行抑制効果が認められているが，病状の進行が勝る場合は効果の評価判定が難しくなる。

② 識別困難ながらも治療しやすい症状が含まれている：認知機能障害と似た状態は，意識障害・薬物の影響・うつ状態（うつ病）などでも見かけることがある。これらが認知症に合併していることが多く，その治療は比較的容易である。これらを鑑別する作業は，治療を適切に行うためにも重要である。

③ 身体や環境の影響を受けやすく症状変化の要因になる：認知症の症状は，体調（健康状態）や環境変化，介護者の接し方に大きく影響される。特に，興奮・暴言・暴力などは接し方で誘発されることが多く，悪循環に陥りやすい。これらを見極めて，介護者を指導することで，治療効果に反映されやすく薬物の減量も可能となる。

④ 病識が失われ説明が理解できなくなる：認知症になると次第に病識が失われ，認知症に罹患していることや治療の意味・目的がわからなくなる。接し方が難しくなり，BPSD を誘発してしまい，薬物に頼ることになる。症状の発現様式をよく理解し，対応が適切になると，BPSD を減らすことができる。

B　一般病院における認知症診療の基礎知識　25

II．現場で用いられる薬物

　以下に薬物の特徴をまとめた．表内の数字は，できるだけ文献に従ったが，臨床現場での参考になるように調整した箇所もあるので，了解していただきたい．

1）認知症に保険適応がある薬物（表4，表5）[19, 20]

　認知症の適応を有する薬物は，コリンエステラーゼ阻害薬（cholinesterase inhibitor：ChEI）の3種類（ドネペジル，ガランタミン，リバスチグミン）と，N-methyl-D-aspartate（NMDA）受容体拮抗薬のメマンチン，合計4種類である．現時点では，この4種類以外に認知症への適応をもつ薬物はない．適応の中心となるのはADである（アリセプト®のみがDLBにも適応あり）．ADは認知症の半数以上といわれ，VaDを合併する混合型認知症を含めると割合はさらに大きくなる．ADの適応がある認知症治療薬の存在意義は大きいといえる．

　認知症治療薬はその作用の特徴から，以下の2つの群に分けられている[20]．

（1）ChE阻害薬（ChEI）

　ドネペジル，ガランタミン，リバスチグミンの3種類である．これらは，ChEの可逆的な阻害作用を有する．ChEIは，主としてacetylcholine（ACh）の分解を遅らせて，AD患者の脳内で欠乏しているAChを増やす作用がある．AChは記憶機能に関わっており，その欠乏は記憶障害に結びつくといわれる．さらに，無気力の改善にも効果があることから賦活系の薬

表4　認知症治療薬とその特徴

一般名	作用機序	薬理学的特徴	血中半減期（時間）	適応	主な副作用	効能（重症度）
ドネペジル	ChEI	AChE 阻害作用	90	AD, DLB	悪心, 嘔吐	軽度～中等度～高度
ガランタミン	ChEI	AChE 阻害作用	8～10	AD	悪心, 嘔吐	軽度～中等度
リバスチグミン	ChEI	AChE 阻害作用と BuChE 阻害作用	3.3	AD	貼布部位の皮膚症状	軽度～中等度
メマンチン	NMDA-RI	NMDA-R 拮抗作用	70	AD	めまい, 頭痛, 便秘	中等度～高度

略語：AChE（acetylcholinesterase），AD（Alzheimer disease），BuChE（butyrylcholinesterase），ChE（cholinesterase），ChEI（cholinesterase inhibitor），DLB（dementia with Lewy bodies）.

物とされる。ChE 阻害作用は末梢組織でも起こるので，ACh で稼動するすべての神経系に影響を及ぼし，副作用としても発現する。代表的なものは，消化管への作用による嘔気，運動神経を介した手足のけいれん・頭痛などである。

（2）NMDA 受容体拮抗薬[20]

　メマンチンの1種のみである。メマンチンは，

B　一般病院における認知症診療の基礎知識　27

剤形	用法用量	併用
錠剤（3，5，10mg） OD錠（3，5，10mg） ゼリー（3，5，10mg） 細粒（0.5%）	〈軽〜中等度〉 1日1回3mgで開始， 1〜2週あけて5mg 〈高度〉 1日1回5mgで4週間 以上経過後10mgに増量	ChEIとは併用不可 中等度以上の場合 は，メマンチンと 併用可
錠剤（4，8，12mg） OD錠（4，8，12mg） 液剤（4mg/ml）	1日2回に分けて投与 8 → 16 → 20mg/日 1か月以上あけて漸増 最大24mg	ChEIとは併用不可 中等度以上の場合 は，メマンチンと 併用可
貼付剤 （4.5，9，13.5，18mg）	1日1回経皮投与 〈3ステップ漸増〉 4.5 → 9 → 13.5 → 18mg/日 〈1ステップ漸増〉 9 → 18mg/日 1か月以上あけて増量	ChEIとは併用不可 中等度以上の場合 は，メマンチンと 併用可
錠剤（5，10，20mg） OD錠（5，10，20mg）	1日1回 5mgより開始， 1週ごとに5mgずつ漸増 5 → 10 → 15 → 20mg/日	ChEIと併用可

NMDA（N-methyl-D-aspartate），NMDA-R（NMDA receptor），
NMDA-RI（NMDA-R inhibitor）

glutamate[*1]で稼動する脳内NMDA受容体と拮抗し
て，その働きを抑制する作用をもつ。NMDA受容体は，
記憶の形成に関わっているといわれ，その刺激でCa^{2+}
が神経細胞内に移動し機能を発現する。何らかの原因
でglutamateが過剰に放出されると，NMDA受容体
も過剰に刺激されて記憶障害や学習能力低下が出現す
る。さらにCa^{2+}の流入も過剰となり，神経細胞体が

[*1] glutamate：グルタミン酸は神経伝達物質の1つ。

表5　症状別の認知症治療薬選択と追加処置例

臨床症状・問題点	初めての投与
認知機能低下が急速	DNP
攻撃性・焦燥感・不眠が目立つ	MMT
意欲低下・アパシー（無気力）が目立つ	DNP, GLT, RVS
拒薬・開口拒否	RVS
心気的，こだわり，被害的思考	GLT
脳血管性障害の合併	GLT, RVS
消化器・循環器系の副作用が懸念される	RVS, MMT
独居生活，介護者の協力が得られない	DNP, MMT
アドヒアランスの問題（投薬困難，確認困難）	RVS
多剤傾向	RVS

DNP：ドネペジル　GLT：ガランタミン　RVS：リバスチグミン
MMT：メマンチン

損傷するおそれもある。メマンチンはNMDA受容体拮抗作用により，ADにおける記憶力を改善させ，神経細胞の損傷も防止するとされている。副作用の出現機序は不明であるが，主なものに，浮動性のめまい・頭痛・便秘などがある。

2) BPSDに対して用いられる薬物

　認知症には数多くの随伴症状があり，かつては「周辺症状」や「問題症状」などと呼ばれていたが，IPA（国際老年精神医学会）の提唱でBPSDと呼び名を改め，

改善しない場合
DNP 投与後 MMT を併用投与し DNP を 10mg に増量
DNP, 抗うつ薬などの賦活系薬物の減量・中止 抗精神病薬・睡眠薬・抗てんかん薬の追加
DNP 増量（10mg 使用），アマンタジンなどの抗パ薬の追加
DNP の内服ゼリー剤，GLT 液剤を試験的に使用し投与不可なら非薬物療法
SSRI などの抗うつ薬や抗精神病薬の追加
シロスタゾール，ニセルゴリンなどの血流改善薬を追加
消化器科と相談し消化管治療薬を追加
投与中止し非薬物療法へ
効果がない場合は中止し非薬物療法へ
鎮静系薬物を終了してから DNP・GLT を投与し効果がない場合は中止

SSRI：selective serotonin reuptake inhibitors（選択的セロトニン再取り込み阻害薬）

最近ではその呼称が一般に浸透した。「問題」と呼ばれてきたように，BPSD は介護の負担となることが多く，その解決は認知症対策の大きな柱である。

　BPSD は数多くの種類があり，様々な分類がされている。その治療も一貫したものはなく，心理学的・環境的・薬理学的な治療を組み合わせて行われている。用いられる薬物は，原因となる身体疾患へのものを除けば，向精神薬が主となる。向精神薬は中枢神経系に直接作用するので，脳の器質的変化がある認知症の場合は，特に注意が必要である[21-24]。

30

表6 抗精神病薬

薬物名	消失半減期(時間)	開始量(mg)	推奨量(mg/日)	鎮静
アリピプラゾール	60	3	3〜12	±
ブロナンセリン	11〜68	2	2〜8	+
クロルプロマジン	12	5	10〜50	++
ハロペリドール	52	0.5	2.5〜5.0	+
レボメプロマジン	15〜30	3	5〜15	+++
オランザピン	29	2.5	2.5〜10	++
ペロスピロン	2.3	2	4〜12	+
クエチアピン	3.3〜3.5	10	25〜150	++
リスペリドン	4〜21	0.25	0.5〜2.0	++

※半減期は成人におけるもので，高齢者はさらに長くなるとした方がよい
※感受性が高い場合を考慮して開始用量は少なくしてあり，推奨量は投与量よりも少なくしてある
※抗コリン作用のある薬物は自律神経症状の他に認知機能の低下を起こしやすいといわれており，連用は避ける

（1）抗精神病薬[23]（表6）

　幻覚や妄想などの精神病症状，易怒性・興奮などの情緒障害，難治の不眠などに用いられる。BPSD対策の要となる薬物でもあり，頻用される薬物は表6のごとくである。FDA（米国食品医薬品局）からの警告にあるように，使用法や投与量に関して，副作用の発現防止に細心の注意が求められている。投与法は原則少量から開始し，忍容性の確認を行うことが不可欠であり，家族の同意を得る必要もある。使用時は緊急性の

抗精神病作用	自律神経症状	パーキンソン症状	QT延長	特徴
＋＋	±	＋	－	アカシジアに注意
＋＋	＋	＋＋	－	
＋＋	＋＋＋	＋＋	＋	鎮静と抗コリン作用が強い
＋＋＋	＋	＋＋＋	＋	通常注射のみであり初期は鎮静作用がある
＋	＋＋＋	＋＋	＋	鎮静が強く不眠や興奮に使用され抗コリン作用もある
＋＋＋	＋	＋＋	－	抗精神病作用が強いが糖尿病に禁忌
＋＋	＋	＋＋	－	半減期が短い
＋＋	＋	＋	－	副作用が少なくDLBにも用いられるが糖尿病に禁忌
＋＋＋	＋	＋＋＋	＋	液剤もある

※半減期の長い薬物は連用すると体内に蓄積するおそれがあるので，常に減量や休薬を考慮する

※アリピプラゾールでアカシジアが出現した場合は抗不安薬などで対処し，抗コリン作用のある薬物は避ける

高い場面が多くなるが，効果発現よりは副作用の有無についての検討が優先されるべきである。また，オランザピンとクエチアピンは糖尿病には禁忌となっている。糖尿病と認知症の関連性が指摘されており，高頻度の合併が想定されるので注意が必要である。副作用としては過鎮静があり，投与直後では過量投与で，経過とともに体内蓄積で，出現しやすくなる。その結果，血圧や体温の低下，眠気，ふらつきによる転倒事故が多くなる。運動量の減少や食行動への影響があり，筋

力低下や脱水・栄養障害を招き，心身の衰弱をもたらしやすい。継続使用すれば，パーキンソン症状が出現しやすくなり，転倒・骨折を誘発し，誤嚥・肺炎に至ることもある。自律神経機能への副作用は，消化管では便秘などが，循環器では頻脈・起立性低血圧などが出現しやすくなる。さらに，睡眠覚醒リズムの混乱が多くなり，昼夜逆転などの睡眠障害や寝たきり（起き上がれない状態）になることもある。これらの副作用は患者のQOL（quality of life：生活の質）の低下を招き，生命予後への影響も大きい。使用にあたっては，これらの事項を念頭に，慎重に対応すべきである。

(2) 抗うつ薬[23]

意欲の低下・抑うつ気分・食欲低下・睡眠障害などに用いられる。意欲低下・アパシーには，賦活効果のある薬物が用いられるが効果は少ない。旧来の三環系抗うつ薬は，抗コリン作用などの副作用が強く，特別な状況でない限り使用しない。抑うつにはSSRI（selective serotonin reuptake inhibitors：選択的セロトニン再取り込み阻害薬）やSNRI（serotonin noradrenaline reuptake inhibitors：セロトニン・ノルアドレナリン再取り込み阻害薬）が用いられる。不安や焦燥にはSSRI，意欲低下にはSNRIが用いられることが多い。高齢者の睡眠は浅く，持続時間も短くなりやすいので，鎮静作用の強い抗うつ薬（トラゾドン，ミルタザピン，ミアンセリンなど）が選ばれることがある。これらは睡眠深度を深くし，熟睡感を得やすくするといわれている。

(3) 抗不安薬[23)]

早期の認知症の場合は，抗不安薬が用いられることがある（進行した患者は記憶力や判断力が衰えて，不安の根拠が失われていくことが多い）。タンドスピロンは，効果の発現はゆっくりだが，安全性は高い。一方，ベンゾジアゼピン（benzodiazepine：BZD）系の抗不安薬は，認知機能低下・運動障害・脱抑制言動などのリスクが高く，半減期の長い薬物は体内蓄積による過鎮静にも注意しなくてはならない。連用を控え，少量の使用で，有害事象を予防すべきである。抗不安薬の効果が不十分な場合は深追いせず，非薬物療法として介護・心理療法・環境調整を工夫した方が，安全かつ効果的である。

(4) 睡眠薬[23)] (表7)

認知症になると，浅眠かつ短時間睡眠が目立ってくる。このため，睡眠の細分化，すなわち細切れの状態となり，昼夜逆転にもなりやすい。夜間の徘徊や転倒のリスクも高まり，介護者の心労やストレスは大きい。介護破綻をきたさないためにも睡眠障害は早期に解決すべき課題である。近年，睡眠薬は進歩を遂げており，筋弛緩作用などを軽減させたものが多くなった。また，鎮静系の抗うつ薬（トラゾドン，ミルタザピン，ミアンセリンなど）を少量投与する方法も考案されている（睡眠深度を高め，睡眠時間を延長し，睡眠の質を向上させる目的で利用される）。かつて頻用されたBZD系の薬物は，転倒や認知機能低下のリスクが高まるため，避けるのが望ましい。

表7　睡眠薬

薬物名	消失半減期 （時間）	投与開始量 （mg）	推奨量　（mg/日）
エスゾピクロン	5	1	1〜2
ラメルテオン	1	2	8
スボレキサント	10	5	5〜20
ゾルピデム	2	7.5	7.5〜10
ゾピクロン	4	2.5	5
ブロマゼパム	6	0.25	0.25〜0.5
トリアゾラム	4	0.125	0.125〜0.25

※高齢者はふらつきによる転倒が多いのでBZD系の薬物（ここではブロマゼパムとトリアゾラム）は必要時のみとして連用しない
※催眠作用の強い薬物は依存に陥りやすいので連用を避けて計画的に用い，特にトリアゾラムは意識変容による事故が多いので連用はしない

（5）抗てんかん薬

　抗てんかん薬は，てんかん発作を中心に，一部は気分の変動にも使用されているが，経験的に易怒・興奮などの情動の問題がある場合にも用いられる。投薬にあたっては，少量から開始し，効果と副作用を検討しながら増量し，維持量を決めていく。最大量はてんかんより少量ですむのが普通である。一般的な第1選択薬はバルプロ酸である。抗てんかん薬で効果がない場合はあまり深追いせず，他のカテゴリーの薬物にするか，非薬物療法を選択する。抗てんかん薬は皮膚症状や血液異常などの副作用もみられるので，薬物の特殊性を把握しておくことが大切である。

B　一般病院における認知症診療の基礎知識　35

筋弛緩作用	催眠作用	特徴
±	＋＋	ゾピクロンの光学異性体で筋弛緩作用が弱い
－	＋	催眠作用が弱くリズムの調整に用いられる
－	＋＋	筋弛緩作用がなく催眠作用が強いが悪夢に注意
±	＋＋	作用時間が短く筋弛緩作用が弱いが依存しやすい
±	＋＋	中途覚醒に適し筋弛緩作用も弱いが口中苦味がある
＋＋	＋＋＋	催眠作用や筋弛緩作用が強く依存しやすい
＋	＋＋＋＋	強力な催眠作用と依存が特徴で夜間行動の健忘に注意

※ラメルテオンやスボレキサントは筋弛緩作用や認知機能低下を起こしにくいので高齢者向けであるが，効果量が一定でないので少量から開始するのが無難である

（6）漢方薬[23]

　近年，認知症への漢方製剤の効果に関心がもたれている。BPSD に効果がみられることもあり，使用頻度が高まっている。代表的なものとしては抑肝散があげられ，抑肝散加陳皮半夏・釣藤散・黄連解毒湯などもよく用いられる。体力の状況をみて，作用が穏やかで広い効果範囲をもつ「中間証」の薬物が勧められている。また，粉剤であり服用量が多いので，お湯に溶かすなど飲みやすい形にする場合もある[23]。

（7）その他の薬物

　脳血流改善薬のシロスタゾールやニセルゴリンなど

が補助的に利用されている。さらに，新規の生薬など
の効果が報道・指摘されているが，厳密なコントロー
ル下での治験では効果のエビデンスは示されていな
い。これらの薬物の使用は各人の責任と判断で行うべ
きであろう。

Ⅲ．まとめ

　認知症は高齢者に多く，脳に器質的変化があるので，
薬物を使用する場合は過剰なほどの慎重さが求められ
る。特に向精神薬の適用はほとんどが対症療法であり，
変化する状態に随時対応できる知識と態勢が必要とな
る。投与方法も，安全性や忍容性の確認を優先するの
が原則である。さらに，漫然とした投与をせず，身体
や精神・意識レベルの確認をしながら，離脱症状・依
存・体内蓄積による過鎮静などを回避しなければなら
ない。

　認知症治療薬は統計学的には医療経済に寄与してい
るといわれているが，実際の臨床では効果を実感で
きる機会はそれほど多くはない。医師や薬剤師のアン
ケート調査でも，他の疾患と比較して，治療満足度や
薬物貢献度が最低のランクに位置している。満足度が
低くなるのは，医療者の描く期待からはかけ離れてお
り，効果の認識にずれが生じているからと思われる。
それでも薬物を用いるのは，家族の希望もあろう。何
もしないでいるよりは，少しでも効果が期待できる方
法を選択するのは当然である。認知症は次第に増悪し
ていくので，改善せずとも進行を食い止めることがで
きたなら，現時点では100％の成功ともいえるだろう。

B 一般病院における認知症診療の基礎知識　37

経過中にみられる種々の症状を予測した薬物の選択が望ましい。

(田子　久夫)

5. 認知症の緩和ケアとは？ ——————

> **Summary**
>
> ❶ 認知症も生命の予後を規定する疾患であり，緩和ケアの適応となる。
> ❷ 予想される病態の経過を予測しながら，療養先の選定や，家族を含めた支援のあり方を検討することが重要である。
> ❸ 認知症の人は，近時記憶障害や実行機能障害のために，適切に痛みを伝えることができないことが多い。一般急性期病院では，客観的な痛みの評価をあわせて行い，痛みのコントロールに注意を払う。
> ❹ 認知症に併存する身体合併症にも注意をしたい。特に入院中の栄養管理と身体機能の低下，感染管理は重要である。

Ⅰ. はじめに

わが国においては，緩和ケアというと，終末期のがん患者がホスピスで痛みを取りつつ過ごすイメージが強い。そのためか，「緩和ケアは手の施しようがなくなったがん患者が受ける痛みを取り除くケア」と思われがちであり，「認知症と緩和ケアがどのようにつな

がるのか，わからない」との意見をいただくこともある。ここでは，緩和ケア的なアプローチとは何か，どのような点が患者・家族にメリットとなるのかを紹介したい[25-29]。

II．緩和ケアとは何か？

緩和ケアとは「生命を脅かす疾患による問題に直面している患者とその家族に対して，痛みやその他の身体的問題，心理社会的問題，スピリチュアルな問題を早期に発見し，的確なアセスメントと対処（治療・処置）を行うことによって，苦しみを予防し，和らげることで，QOL を改善するアプローチ（WHO「緩和ケアの定義」)」である。特に，苦痛の予防を実現させるための方略として重視するのが，

① 疾病の経過（disease trajectory）の把握
② 今後起こり得る問題の予測と苦痛への対処
③ 患者と家族をケアの一単位としてとらえること
④ 尊厳の尊重と誠実でオープンなコミュニケーション

である。

III．身体疾患へのケアの視点を併せ持った支援の必要性

認知症をもつ人の多くは，何らかの身体疾患（多くは老年症候群）を併せ持っている。つまり，認知症の人を支援する上で，併存する身体疾患の治療やケアとの相互作用についても配慮が欠かせない。例えば，

① 認知症によるアパシーのために，治療後のリハ

ビリテーションが進まず，結果として寝たきりに
なる

② 認知症による判断力の低下のため（実行機能の
障害），発熱時など緊急対応が必要なときに臨機
応変の対応が取れず，処置が後手に回る

③ 認知症によるコミュニケーションの障害のた
め，痛みや息苦しさなどの苦痛を適切に伝える
ことができず，対応が遅れる（場合によっては，
BPSDと誤解され，拘束など誤った対応がなされ
てしまう）ことを通して，身体治療やケアが適切
に提供されない場合がある。

Ⅳ．身体症状の見落としと問題行動との誤解

一般の高齢者と同様に，認知症の人も，痛み・息
苦しさ（呼吸困難）・不安に悩まされる。その中でも，
認知症の人においては，痛みなど身体症状がしばしば
見落とされていることが，繰り返し指摘されている。
認知症の人の場合，痛み・息苦しさ・だるさなどの身
体症状を，自分自身で判断・認識し，周囲の者にわか
るようにうまく言葉や仕草で伝えることが難しくなる
（実行機能の障害，社会的認知の障害）。そのため，と
もすれば身体的な不快感を，暴言や粗暴な行動で表さ
ざるを得ない場合がある。認知症の人の行動や態度に
なんらかの変化があった場合には，まず，その背景に
身体的な苦痛が生じていないか評価をする。その中で
身体的苦痛が生じているようであれば，痛みの原因へ
の対処や疼痛緩和が求められる。

Ⅴ．痛みの評価について

　身体的な苦痛の中でも，痛みは過小評価されがちである。認知症の人が痛みをもつ割合は高く，慢性疼痛を含めると 70〜80％といわれる。認知症に伴う近時記憶障害により，評価をする時点で痛みがないと，痛みを報告できない。そのため，認知症の人の痛みを評価する上で，安静時と運動時とを分けて直接評価することが重要である。

　臨床では，まず患者の自己評価を可能な限り丁寧に尋ねるところから始める。軽度および中等度の認知症の場合には，疼痛評価に自己評価法を利用することができる。自己評価法には，NRS（Numeric Rating Scale），VAS（Visual Analog Scale），face scale，VRS（Verbal Rating Scale）などがある。細かい性状や変化（特に突出痛）については評価が難しいにしても，概要は評価尺度のいずれかを使うことで得ることができる。一般には VRS が使用できる可能性が高いといわれる。しかし，進行した認知症の場合は，自己評価が困難となるので，身振り・顔つき・自律神経反応などの客観的な観察項目をもとに，痛みを評価して対応する。認知症者の痛みの客観的な評価に関しては，これまでにいくつかのツールが開発されている。代表的な客観的評価尺度に，Abbey の疼痛スコア，PAINAD（Pain Assessment in Advanced Dementia Scale），PACSLAC（Pain Assessment Checklist for Seniors with Limited Ability to Communicate），Doloplus，Algoplus などがある。痛みは，せん妄や転倒を誘発するリスクとなることに加え，抑うつや睡

眠覚醒リズムの障害・倦怠感・不安・焦燥などを招く
ことから，積極的な対応を行う。一般的には，非薬物
療法とあわせて，アセトアミノフェンで対応を開始す
る（NSAIDs（非ステロイド性抗炎症薬）は消化器症
状や腎機能への影響などを懸念して，最近は避けられ
る傾向にある）。

VI. 認知症と身体的問題への配慮

　認知症は精神症状を中心に考えられがちであるが，
認知症自体が一般的な加齢に関連する老年症候群の一
部でもある。認知症の人は，一般の高齢者と比べて，
身体疾患を合併しやすく，また合併すると重症化しや
すいことから，その治療やケアにより細かい配慮が必
要である。特に認知症で注意が必要な身体的問題とし
て，低栄養と感染があげられる。

1）低栄養

　低栄養や体重減少は，認知症一般に認められる現象
である。認知症の進行と比較すると，初期には，買い
物を忘れてしまう，食事の準備・段取りが負担になる，
メニューが同じようなものになる，食事をとること自
体をおっくうがる，などの実行機能の障害と関連して
食事摂取量が低下する。中等度の時期には，食事に注
意を向け続けることが難しくなる，箸やフォークなど
の道具の使用が難しくなる，咀嚼や嚥下を忘れる，な
ど注意の持続の障害，失行などの結果，摂取量が低下
する。高度になると，嚥下障害・誤嚥などの神経症状
から食事摂取量の低下が生じる。低栄養が生じると，

認知機能の悪化が進行する。また，空腹や低栄養が BPSD を生じさせ，その BPSD がさらに低栄養を招く悪循環になり得る。

2）感染

　認知症患者で感染症の合併は多く，尿路感染症・呼吸器感染症・皮膚感染症などがある。感染症は認知症患者で最も多い死因であり，気管支肺炎は AD 患者の死因の 60％を占める。感染が合併する背景には，認知症に伴う活動量の低下，誤嚥の生じやすさ，失禁などが関連する。また，認知症患者がコミュニケーション困難になった場合やトイレの使用が困難になった場合，便失禁は避けることができない事態であり，尿路感染はカテーテルの使用や便失禁に伴い増加する。便失禁は皮膚統合の障害*2 を招き，褥瘡の発生にもつながる。活動量の低下は，歩行の問題と知覚障害の両方の結果として生じる。歩行の不安定化や歩幅の狭小化は，筋緊張の増加や固縮に引き続いて生じる。歩行が困難になることは尿路感染のリスク，肺炎のリスクを高める。上記の問題は，身体管理だけで行っても，認知症ケアだけで行っても，片手落ちである。本人の生活に支障をきたさない支援は何か，また介護者の負担を増やさないために配慮すべき点は何か，を複合的に考える必要がある。その点で多職種による支援方法の検討は欠かせない。

---

*2 皮膚統合の障害：便失禁があると，皮膚が湿潤になり摩擦によるずれが生じやすくなる。また，尿・便の化学的刺激により炎症を生じやすくなる。

VII. 最後に

認知症の人とその家族への支援はどうあるべきかを考える際に，

① 認知症の人の苦痛を考え，その緩和を目指す観点

② 「痛み」を中心とする身体的な苦痛への対応

③ 「違和感」や「不安」を中心とする精神心理的苦痛への配慮

④ 介護者（ケアラー）への支援

は，忘れられがちであった。緩和ケアを知れば，患者・家族を包括的に支援する枠組みをわかりやすく示すことができる。

(小川　朝生)

6. 認知症者の権利とは？ ─────────

> **Summary**
>
> ❶ 認知症高齢者は虐待を受けやすい立場にあることを自覚し，虐待が疑われる患者をみた場合，院内の相談室を通じて，介護保険事業者や行政担当と連携して対応を行う。必要に応じて，成年後見制度の利用を勧める。
>
> ❷ 身体拘束（抑制）は人権擁護や合併症防止の観点から最小化するよう心がける。

高齢者の虐待防止，養護者の支援促進，高齢者の権利擁護などを目的として，2006 年に「高齢者虐待の

防止，高齢者の養護者に対する支援等に関する法律」（以下，「高齢者虐待防止法」）が施行された。本法の特徴として，虐待の類型に，身体的虐待，介護放棄，性的虐待，経済的虐待の他，心理的虐待（言葉の暴力）が加えられたことがあげられる。「病院職員は，高齢者虐待を発見しやすい立場にあることを自覚し，高齢者虐待の早期発見に努めなければならない」（第5条），「虐待を受けたと思われる高齢者を発見した者は，当該高齢者の生命または身体に重大な危険が生じている場合は，速やかに，これを市町村に通報しなければならない……発見した者は，……これを市町村に通報するよう努めなければならない」（第7条）とされ，原則，通報は努力義務となっている。

2014年の統計によれば，被虐待者における認知症の割合は在宅者で70%，施設入所者で85%と報告されており，認知症高齢者が虐待を受けやすい立場にあることがわかる。通常，院内には医療相談室や人権擁護委員会など患者の権利擁護を扱う部署の窓口があるので，病院職員は虐待のおそれがある高齢者をみた場合，まず相談することが重要である。筆者の勤務先ではe-learningを用いた高齢者虐待に関する職員研修を行い，約1600人を対象としたアンケートでは約5%の職員が虐待の疑われる事例に遭遇していた[13]。

児童同様，身体的虐待が疑われる高齢患者は救急外来を受診することが多いので，①認知症の診断，②頻回の受診や入院歴，③身体的衰弱が激しい，④けがの程度（顔面・頭部の打撲，重症熱傷，見えない部分のけが，暴行による外傷，骨折による入院歴），⑤介護

者の受診拒否，などがある場合は，詳細な生活介護状況の聴取が望ましい。介護保険サービス利用者では，ケアマネジャーが虐待の状況を把握していることが多いので，情報の共有に努める。

認知症高齢者の権利擁護については，2000年に介護保険とともに施行された成年後見制度を利用した支援の導入が望ましい。本制度は，判断能力が十分でない人の保護とともに，当事者の自己決定権の尊重，残存能力の活用，ノーマライゼーションの理念を趣旨とするものであり，高齢者虐待防止法にも成年後見制度の利用が推奨されている。

また，医療者は権利擁護の観点から，身体拘束の最小化に努めなくてはならない。厳密にいえば，器具を用いた身体抑制ならびに薬物による化学的抑制は，高齢者虐待防止法では身体的虐待に分類される行為に該当する。すでに福祉施設などでは身体拘束は禁止されているが，医療機関では治療の必要上，しばしば行われる現状にある。身体拘束は，せん妄の危険因子でもあることから，今後，身体抑制適応の基準を明確化し，インシデント発生防止策を講じていく必要がある。

（小田原　俊成）

7. せん妄対策は？

Summary

❶ せん妄は急性の脳機能障害で意識障害であり，様々な原因がある。

❷ せん妄を発症した場合，まずは環境調整を行い，あくまで対症療法として薬物療法を選択する。

❸ せん妄に専門知識のある医師や看護師など多職種のチーム医療で意見を交換しながら対応することが望ましい。

I．せん妄とは？

せん妄は急性の脳機能障害で，軽度の意識混濁・意識変容を伴う意識障害の1つである。高齢者では特にみられることが多い。身体的な原因・全身状態の変化に伴い，器質性脳疾患・身体疾患・薬物などが原因となる。一般病院に通院・入院している患者にとっては，このような状態は頻繁に起こり得る。そして身体の原因が改善すると，これに伴う精神症状も改善するという経過が一般的である[30]。

軽度から中等度の意識障害に，幻覚・錯覚・不安・精神運動興奮・失見当識などを伴うことが多い。発症は急激で日内変動があり，夜間に悪化することが多い（夜間せん妄）。認知症とは異なる機序であるが，症状は似ていることがあり，また認知症にしばしば合併するため，その見極めは重要である。特徴的な症状と覚醒レベルに基づき，①過活動型，②低活動型，③混合型，に分類される。低活動型は見過ごされやすいことがあり，特に注意が必要である。せん妄をきたすと患者から協力が得られないため，転倒などの医療事故のリスクが高まり，また身体的治療の継続にも問題をきたすため，予防と薬物・非薬物療法は重要である。

Ⅱ．せん妄の症状・種類

よくみられる症状としては，落ち着きのなさ・幻覚・見当識障害・昼夜逆転・暴力などの異常行動や異常体験などがある。初期には，不安になりやすい・イライラする・不機嫌になる・気分がふさぐ・大声で怒鳴る・落ち着かない・ぼんやりしている・何もしない・つじつまの合わない会話・音や光に過敏・考えがまとまらない・不眠・悪夢を見る・一過性の錯覚や幻覚などが多い。

せん妄は先述の通り，過活動型・低活動型・混合型の３型に分類される。過活動型では幻覚・妄想・興奮・失見当識などが強く現れる。低活動型では混乱と鎮静が目立ち，幻覚・妄想・興奮は少ないので，うつ病やアパシーなどの元気がない状態との鑑別が必要なことがある。いずれも程度の差はあれ，意識混濁や認知機能障害が認められる。過活動型は比較的判別しやすいが，低活動型はしばしば見過ごされたり，抑うつ状態と間違われたりする。そのため低活動型は過活動型よりも対応が遅くなることが多い。

Ⅲ．原因

せん妄は急性の脳機能障害であり，①準備因子，②誘発因子を背景に，③直接因子が引き金を引いて発現すると考えられる。準備因子とは，脳の老化や慢性的な脆弱性を意味し，加齢，器質性脳疾患の既往（脳血管障害・認知症疾患など），動脈硬化性疾患（高血圧・糖尿病など），せん妄の既往がある。誘発因子は，心理的負荷や状況変化であり，入院による環境変化や

身体疾患を行うための身体的束，精神的ストレス，睡眠不足，感覚遮断または ICU などでの感覚過剰などがある。直接因子とは，中枢神経系に影響を与えて急性の意識障害を生じさせる器質的要因であり，中枢神経疾患（脳血管障害・脳炎・脳腫瘍・癌性髄膜炎・頭部外傷など），二次的に脳機能に影響を及ぼす全身性疾患（肺炎などの感染症・心不全・心筋梗塞・不整脈・肝腎機能障害など），薬物や化学物質中毒，アルコールや睡眠薬などがあげられる。せん妄を起こしやすい薬物としては，向精神薬（抗不安薬・抗けいれん薬・抗うつ薬・睡眠導入薬）・抗パーキンソン病薬・抗コリン薬・鎮痛薬・消化器薬（H2 ブロッカー）・制吐薬・抗ヒスタミン薬・ステロイドなどがある。これらの薬物が処方されている場合には，減量・中止を考慮する。高齢者では多くの薬物が使用されていることが多く，せん妄の危険度が高くなっていることを認識すべきである。

Ⅳ．検査

　せん妄の診断は症候により行うが，原因は多くの要因が絡んでいるため，原因診断には既往歴・服薬歴などの詳細な問診とともに，検査が必要である。血液一般検査，血液生化学（電解質・肝腎機能・甲状腺ホルモンなど内分泌機能），動脈血液ガス，頭部 CT，MRI などの画像検査，脳波などにより，身体要因や，器質性脳疾患の評価を行う。

V. 診断

　せん妄の診断には多くの評価尺度があるが，ここでは看護師による評価ができる CAM（Confusion Assessment Method）を紹介したい。これは数分で採点できるスクリーニング法である。CAM は，①急性発症で症状が変化する経過があること，②注意力が散漫であること，③支離滅裂な思考があること，④意識レベルの変化があることのうち，①と②が必須事項で，③と④のどちらかを満たせばせん妄と診断できるツールである。これであれば，普段患者の近くで観察している看護師とのコミュニケーションツールにもなり，共通言語化できる。しかし，見落としがあることも指摘されている[31]。このため，看護師に CAM を使用してもらい，その報告を受けた医師は，認知症の鑑別，意識の変動の有無などを確認し，最終的に判断するとよい。医師の診断に使用できるものとしては DRS-R-98（Delirium Rating Scale, Revised 98）などがある。DSM-5（Diagnostic and Statistical Manual of Mental Disorders-5：精神疾患の診断・統計マニュアル第5版）と ICD-10（International Classification of Diseases-10：国際疾病分類第10版）によるせん妄の診断基準があり，医師の診断基準としてはこれらを参考にすることが一般的である。日本総合病院精神医学会から出されている「せん妄の臨床指針」では，せん妄の診断のスタンダードとして DSM-5 をあげている[32]。

Ⅵ．鑑別診断

せん妄と認知症はそれぞれ異なる病態で，基本的には鑑別が必要であるが，類似点も多く，合併することも多い。認知症はせん妄の発生因子の1つであるが，せん妄もまた，認知症の危険因子であり，認知機能低下を増悪させる。入院・手術などの際にせん妄が生じ，精密検査と診断の結果，認知症に罹患していることがみつかることがある。認知症との鑑別のポイントとしては，せん妄は発症が急激であることと症状の変動がある。認知症患者が身体疾患のために入院し，その後にせん妄を合併すると暴言・暴力・迷惑行為などによって入院継続・治療継続が困難になることがあるので注意したい。

Ⅶ．対応：予防と治療

せん妄は適切な対応を行えば症状を緩和することができるが，時に生命に関わる重篤な状態になることもある。多くは可逆的で，早期発見と早期治療で症状を改善して，予後を改善できる可能性がある。また，せん妄の合併症として，転倒・転落による骨折，拘束や鎮静薬の合併症として転倒，誤嚥性肺炎などの多くのリスクがある。医療・看護・介護面で，そして家族の負担が大きく，せん妄対策は医療・看護上の重要な課題である。一般病院において身体の治療が済んだとしても，せん妄の治療で過度の鎮静が行われ，誤嚥性肺炎などで入院日数が延長する，死亡することも決して少なくない。また，身体疾患の治療途中に転倒し大腿骨骨折で手術をして入院期間が延びることは，患者・

B 一般病院における認知症診療の基礎知識 51

家族・病院管理者にとっても大きな問題である。看護のリスクマネージメントの視点からも，せん妄対策は重要で，不要なルート類の抜去，ベッド柵を高くする，転倒防止マットを使用するなどの工夫で転倒・転落を未然に予防する。点滴や各種チューブ類の抜去対策として，やむを得ずミトンなど最小限の拘束が必要なこともある。せん妄への対策は，精神科医・神経内科医・総合診療科医他，せん妄に専門知識のある医師や専門看護師などによるチーム医療で行うべきであり，病院内にせん妄対策のチームや，それに準ずるチームがあることが望まれる。

1）予防

　せん妄を起こさないようにする予防が重要である。予防の方法としては，まずは非薬物的な対応，環境調整が重要である。朝日光を浴び，日中は散歩に努め，睡眠・覚醒のリズムを維持することから始める。部屋の明るさを調整し，日常の生活で使い慣れた品物を本人・家族と相談し，家から持ってきてもらう。またしっかりと認識できる大きさの時計やカレンダーを置き，見当識障害を防ぐ。また可能な範囲内で家族や友人の面会時間を増やし，入院中もコミュニケーションを取り続ける。入院すると，時に天井のしみや柄を見続け受け身の入院生活になることがあり，患者自体の主体性がなくなっていることがよくみられる。自立して生活していた人が，入院患者として扱われていく中で知らない間に「患者」になってしまう。病棟は無機質な空間になりがちなので，可能な範囲で普段の生活

に近い環境を工夫し，それを実行しやすくするよう心がける。夜間の睡眠のための騒音を減らす工夫や，安心感をもてるよう良好なコミュニケーションをもつことが大切である。身体拘束を最小限にすることも重要である。また脱水や電解質異常・貧血・便秘などの身体的な状態をチェックし，整えるよう努めることも重要である。入院歴のある人であれば，以前のせん妄発症の有無を医療スタッフ間で共有しておくことも有用である。せん妄発症のリスクのある人をチェックしておき早期に対応を開始することで，せん妄の重症化を防ぐこともできる。

2）治療

　せん妄を発症した場合，まずは考えられる原因を可能な限り除去する。予防方法でも述べた環境調整，日中の覚醒状態の維持を継続し，それでも症状が治まらず，現状が維持されると問題がある場合には対症療法として薬物療法を行う。使用する薬物としては，非定型抗精神病薬であるリスペリドン，オランザピン，クエチアピン，抗うつ薬のミアンセリンなどの内服，抗精神病薬のハロペリドールの静脈内投与などを用いることが多い。DLB などのパーキンソニズムが出やすい病態においては，錐体外路障害が比較的弱いクエチアピンを用いることが多い（糖尿病の既往がある場合には使用を慎重にしなければならない。血糖値のチェックを定期的に行いながらモニタリングし，検査値の異常・身体的な異常所見などが出現したら，減量・中止を考慮する。また，症状が改善したら，徐々

に減量するなどの心がけが必要である）。向精神薬が
せん妄状態に対して処方されると，せん妄が改善して
いるにもかかわらず，症状が悪いときと同量の薬物が
継続されて過鎮静になっていることがあるので，適宜
減量を心がけるべきである。せん妄もフェーズという
べきか，身体疾患に伴い変動する点もあるので，身体
治療を行っている主治医と緊密に連携を取りながら，
また看護師，理学療法士（physical therapist：PT）・
作業療法士（occupational therapist：OT）・言語療
法士（speech therapist：ST）などのリハビリスタッ
フ，普段の患者の状態をよく知る介護士・家族から状
態を聞き，その時点での鎮静状態と，リハビリに向け
てどの程度 ADL（activities of daily living：日常生活
活動）を高めていく必要があるかを協議して，身体的
治療の妨げにならないように配慮する。「せん妄はよ
くなったが，生命予後が悪化した」では本末転倒であ
る。また，BZD 系の薬物は，入院時すでに近医から
処方されていて入院後もそのまま継続使用されること
が多い。BZD 系の薬物は，せん妄症状が増悪する可
能性があるので，使用を控えることが望ましい。リエ
ゾンチームなどの精神医療スタッフは，この薬物が何
のために使用されているのか，その意味を読み取り，
せん妄のリスクになる薬物に関しては，減量・中止を
考慮すべきである。使用に際しては，禁忌・副作用に
十分留意しつつ少量より開始し，改善傾向を示したら
数日〜 2 週間かけて漸減・中止する。なお，せん妄の
状態では患者本人の判断力は失われていることが多い
ので，家族に副作用の可能性や保険適応外であること

を十分説明して同意を得る必要がある。回復後，本人
はせん妄状態であった時期のことをほとんど覚えてい
ないので，十分な説明をし，本人の不安を軽減するよ
う努める。

（髙橋　晶）

8. 認知症者に対する接し方 ——————

> **Summary**
>
> ❶ 認知症者とのコミュニケーションは，発声・話
> の内容・距離感への配慮が必要となる。
> ❷ 認知症者のみならず，介護者にも負担が生じて
> いることを理解し，多職種によるサポートを導
> 入する。
> ❸ 虐待を発見した際は，地域の担当者とともに早
> 急な対応を取る必要がある。

I．接し方の原則

　この項で認知症者への接し方の基本的な原則を示
し，後にその理由と背景を説明する。認知症者・介護
家族には多様性があり，また，接する状況・施設の形
態に応じて工夫する必要はあるが，一般的には下記の
事項があげられる。

　① 　コミュニケーション：低い声で，1つ1つの言
　　　葉をはっきりと発音する。文章は短く単純にする
　　　（ただし，認知機能障害が軽度なら多少複雑な会
　　　話を心がける）。重度では，あいさつの復唱・身

振り手振り・適切な程度のボディータッチが有効なときがある。

② 距離感や環境：適切な距離感を保ち，認知症者を子供扱いするような対応は避ける。馴染んだ環境や懐かしい品物を揃える。雑音がなく悪臭がない環境を提供する。トイレの位置にも配慮する。

③ 介護家族への配慮：介護者の心情を把握し，認知症に関しての理解度を確認する。適切な受診・社会資源・サービス導入の提案を行う。介護の大変さを共感し，完璧さを求めないように助言する。

Ⅱ. 高齢者・認知症者の心理・身体的特徴

1) 非認知症高齢者

身体機能の老化は基礎代謝率・心拍出量・肺活量・腎透析率に，精神機能の低下は知能・記憶・人格に現れやすい。認知機能では算数・数唱・記号合わせ・積み木テストといった流動性能力[*3]は加齢とともに低下しやすく，一般理解・言語理解・常識問題といった結晶性能力[*4]はあまり低下しない[33]。機械的記憶[*5]能力は特に初老期から老年期にかけて低下が著しくなる。人格特徴は極端になるといわれている一方で，安定性が増すという面もある。老年期には認知症ならずとも時代の変化に伴う社会適応の困難さが生じやすい

[*3] 流動性能力：反応の速さや記憶などに伴う問題処理能力など。

[*4] 結晶性能力：今まで積み重ねられてきた知識や経験による，判断能力など。

[*5] 機械的記憶：意味や内容と関係なく，並びなどのまま機械的に覚えた記憶。

が，これは個々の人格に影響される面も大きいといわれている[34]。

　高齢期は「喪失の時期」といわれるように，これまで獲得してきたものを喪失していく時期である。高齢者は，上記のような加齢による変化・疾患への罹患・身近な人々の死を通じて，自分の死を身近に感じるようになる。また，多くの人には社会的役割にも変化が生じ，現役から退くことで職場・家庭からの期待や責任が少なくなり，活動範囲が減少し，疎外感や不安を感じ，自分の人生を否定的にとらえることもある。ただ実際には，高齢者は長い年月積んできた人生経験による状況判断の適切さや抽象的な思考の深さ，長い人生を歩んできたことへの誇りや自尊心があり，これらは最大限尊重されるべきである[35]。

2）認知症者

　認知症の症状には記憶障害・見当識障害・実行機能障害などの症状に加え，興奮・食行動変化・脱抑制・妄想・うつ・不安などの BPSD があり，同じタイプの認知症であっても症状の出現の仕方には個人差が大きい。認知症者は一般的には病識が不十分もしくは欠如しているが，病初期は自身のもの忘れを自覚していることも多い。明確な病識はなくとも，認知症の告知で知ることもある。このときの患者の心理変化を「キューブラー・ロスの5段階の受容モデル」に基づいてとらえることが可能である[36]。各段階を行き戻りしつつ揺れ動き，最後の段階までは到達しないまま認知症自体が進行していくことも多い。

また，脳機能の低下から生じる気分・感情の問題もある。認知症が進行すると，できていたことができなくなったり，言葉が出にくくなったりすることが増える。周囲の人間ともめごとも起こるようになり，人間関係に摩擦が生じたり，高じれば暴力的・威圧的な行動に至ることもある。

他に重要な点としては，コミュニケーション能力の障害を有する患者で，精神症状の増悪を疑う所見が出現したときは，身体疾患による影響を常に考慮する必要がある点であろう。身体的な不快感を適切に言語化できず，不機嫌・易怒性・独語などの体調不良を想定しにくい行動に至ることがあるためである。

（1）コミュニケーションについて

高齢者の意思疎通の障害は，難聴・呂律困難・失語などとして存在する。老人性難聴では高い声は聞き取りづらいので，低い声で，はっきりと発音する必要がある。文章は短く単純な方が，理解しやすく話しやすい。また発話よりも書字の方が優れていることもあり，障害に応じた漢字と仮名の使い分けをすることが重要である。認知機能障害が軽度なら能力の維持・改善を目標に多少複雑な会話を心がけ，中等度だと能力維持を目標に短く簡単な言葉使いを心がける。重度になったら能力低下を最小限に抑えることを目標にあいさつなどの復唱や身振り手振り，適切な程度のボディータッチといった外からの刺激が有効である[37]。

(2) 距離感，環境について

　親しみを込めた呼びかけやユーモアのある会話は重要であるが，認知症者を赤ちゃん扱いしたり，課題を課すような対応は避けるべきである。雑音・悪臭がないこと，適度な照明・馴染んだ環境・懐かしい品物があることは，安心感の面から重要である。高齢者と接するときは，対人距離を意識する必要がある[38]。密接距離は45cmとされているが，複雑な要因（性別・年齢・文化・社会的地位など）から個人差が大きい。難聴があればそれ以上に近づく必要があるし，感情が高ぶっているときに近づきすぎると，かえって攻撃的な感情を煽ってしまうこともある[37]。

　排泄は，認知症者とその介護において，最も大きな問題の1つとなる。排泄に関する感覚の衰え・移動能力の低下・使い慣れない設備などがハードルとなる。本人の失敗や羞恥心を考慮しない介助は，認知症が進行した状態でも自尊心を大きく傷つける。目につきやすい標識をつける，夜間でも行きやすい設計にするなど，残存している機能を最大限生かし，できるだけ自身で対応できるように，トイレの位置や環境を考慮すべきである。

Ⅲ．介護者の心理特性と社会状況

1）心理特性

　家族が認知症と診断されたとき，介護者には少なくない心的な負担が生じる。病前の認知症者と介護者の間のこれまで問題にはならなかった葛藤が，患者の能力低下に伴い表面化することもある。また，介護者

には，認知症患者はその生命は存在していても，健常な本人は不在であるという「曖昧な喪失」が生じると報告されており[39]，このような心理変化は様々な影響を与える[40]。介護者への精神療法についての報告は増えてはいるが，その効果には一定した見解は得られていない[41-44]。認知症についての一般知識を提供する教育的介入は，無効であるばかりか介護者の負担を増すという報告もあり，情報の伝え方には注意が必要である[45]。一方で，短期入所などの有用性を示す報告は多く[46, 47]，安直な心理支援よりも現実的な生活支援が重要であると考えられる。

2) 社会状況

介護者の中には，自身が高齢であったり，心身の不調，人間関係，経済的困窮などの問題を抱える者も多い。医療者が提供可能な支援としては，教育的支援（情報提供，介護者教室など），心理的支援（介護者会，介護者応援ボランティア，精神療法など），経済的支援（医療費の支援制度の紹介など），生活支援（レスパイトサービスなど）があげられる。認知症者の病状，患者の家庭・介護者の状況に合わせた支援が必要であり，多業種が専門性を生かしてサポートする必要がある[48]。ただ，しばしば医療者や支援者が必要と考えるサポートと介護者が必要とするものが一致しないケースを認める。第三者の介入を拒否し介護者が孤立するようなときも，介護者と良好な関係性を維持するように心がけておき，必要時にすかさず支援を提供できる体制づくりを行っておくことが重要である。

3）介護者による虐待について

虐待には，身体的・心理的・経済的・性的・ネグレクトがある。要介護高齢者よりも介護者本人の利益を優先することによる虐待を想像しがちであるが，介護者には大きな心身の負担があり，よい介護を提供しようとしているにもかかわらず，それが叶わず，結果的に高齢者に不適切な行為を行うという「善意の加害者」となることがある[49]。虐待を発見した際には，認知症者の状態の緊急性によっては，地域の担当者とともに早急な対応を行う必要がある。そこまでの緊急性はなく，また加害者（介護者）が「善意の加害者」の場合には，安易に指摘し責めることは自責の念を強めることにもなる。緊急性の低い場合には，介護者の抱える精神的・身体的・経済的負担を汲み取り，対応することも必要になる。

4）介護者への配慮について

医療者が提供すべき情報の中で，「これからの病気の見通し」「認知症の治療方法」「起こる可能性のある精神症状」「介護の知識や方法」が，知りたかった情報としてあげられている。また，困惑・疲弊しきった介護者は，医療機関に「介護者にむけての真摯な姿勢」「傾聴」「ねぎらい」といった態度も求めている[50]。情報の提供および社会資源の導入に加えて，介護者の心情に共感することが，介護者の負担の軽減，ひいては患者本人への最適な医療・介護へと繋がることを留意すべきである。

（西田　圭一郎）

◆参考文献◆

1) 朝田隆ら：都市部における認知症有病率と認知症の生活機能障害への対応．厚生労働科学研究費補助金　疾病・障害対策研究分野　認知症対策総合研究，2012.

2) 2015.1 厚生労働省 http://www.mhlw.go.jp/stf/houdou/0000072246.html

3) Sampson, E. L. et al.: Dementia in the acute hospital: prospective cohort study of prevalence and mortality. Br. J. Psychiatry, 195; 61-66, 2009.

4) Walsh, K. A. et al.: Patterns of psychotropic prescribing and polypharmacy in older hospitalized patients in Ireland: the influence of dementia on prescribing. Int. Psychogeriatr., 28(11); 1807-1820, 2016.

5) Goldberg, S. E. et al.: The prevalence of mental health problems among older adults admitted as an emergency to a general hospital. Age Ageing, 41; 80-86, 2012.

6) Bellelli, G. et al.: "Delirium Day": a nationwide point prevalence study of delirium in older hospitalized patients using an easy standardized diagnostic tool. BMC Med., 14; 106, 2016.

7) Clerencia-Sierra, M. et al.: Multimorbidity Patterns in Hospitalized Older Patients: Associations among Chronic Diseases and Geriatric Syndromes.: PLoS One; 10 (7), 2015.

8) Working group for the faculty of old age psychiatry, Royal College of Psychiatrist: Who Cares Wins, Improving the outcome for older people admitted to the general hospital: Guidelines for the development of liaison mental health services for older people. 2005.

9) 古田光ら：一般病床高齢入院患者における認知症実態調査の試み．総合病院精神医学雑誌，27(2)；100-106，2015.

10) 神崎恒一：高齢者の総合機能評価と多職種連携．日老医誌，49(5)；569-572，2012.

11) Torisson, G. et al.: Cognitive impairment is undetected

in medical inpatients: a study of mortality and recognition amongst healthcare professionals. BMC Geriatr., 12; 47, 2012.

12) 久保田洋介ら：救命救急センターにおける認知症高齢者の救急医療．老年精神誌，18(11)：1204-1209．2007.

13) 小田原俊成：総合病院における認知症診療の臨床的課題．横浜医学，67：95-101．2016.

14) 岸　泰宏：第 1 章 総論 ①診断・予防．八田耕太郎，岸　泰宏（編著）：病棟・ICU で出会うせん妄の診かた．中外医学社，東京：1-13, 2012.

15) McKeith, I. G., Boeve, B. F., Dickson, D. W. et al.: Diagnosis and management of dementia with Lewy bodies: fourth report of the DLB Consortium. Neurology, 89; 88-100, 2017.

16) Fick, D. M., Agostini, J. V., Inouye, S. K.: Delirium superimposed on dementia: a systematic review. J. Am. Geriatr. Soc., 50; 1723-1732, 2002.

17) Meagher, D. J., Leonard, M., Donnelly, S. et al.: A comparison of neuropsychiatric and cognitive profiles in delirium, dementia, comorbid delirium-dementia and cognitively intact controls. J. Neurol. Neurosurg. Psychiatry, 81; 876-881, 2010.

18) 日本認知症学会：認知症テキストブック．中外医学社，東京．2008.

19) 新井平伊：服薬指導のための Q & A アルツハイマー病治療薬．富士メディカル出版，大阪．2014.

20) 中村　祐：特集 新しいアルツハイマー型認知症治療薬の使用経験．老年精神誌，9：1027-1120．2012.

21) 日本認知症学会：認知症テキストブック．中外医学社，東京．2008.

22) 日本神経学会「認知症疾患治療ガイドライン」作成委員会：認知症疾患治療ガイドライン 2010．医学書院，東京．2012.

23) 石井伸弥ら：特集 認知症者に向精神薬をどう使うのか．老

年精神誌. 8；749-800, 2013.

24) 日本認知症ケア学会：認知症ケア基本テキスト　BPSD の理解と対応. 株式会社ワールドプランニング，東京，2012.

25) Lynn, J.: Perspectives on care at the close of life. Serving patients who may die soon and their families: the role of hospice and other services. JAMA, 285(7)；925-932, 2001.

26) Sampson, E. L. et al.: A systematic review of the scientific evidence for the efficacy of a palliative care approach in advanced dementia. Int. Psychogeriatr., 17(1)；31-40, 2005.

27) Sampson, E. L.: Palliative care for people with dementia. Br. Med. Bull., 96; 159-174, 2010.

28) 武田雅俊(監修), 小川朝生・篠崎和弘(編集)：認知症の緩和ケア. 新興医学出版社，東京，2015.（Pace, V., Terloar, A., Scott, S. (eds.): Dementia, From Advanced Disease to Bereavement. Oxford University Press, 2013.）

29) 平原佐斗司：認知症の緩和ケア. 緩和医療学，11(2)；36, 2009.

30) 和田　健：せん妄の臨床. 新興医学出版社，東京；191, 2012.

31) Rolfson, D. B. et al.: Validity of the confusion assessment method in detecting postoperative delirium in the elderly. International psychogeriatrics / IPA, 11(4)；431-438, 1999.

32) 八田耕太郎：増補改訂　せん妄の臨床指針―せん妄の治療指針 第2版.（日本総合病院精神医学会治療指針1)星和書店，東京，2015.

33) Horn, J. L., Cattell, R. B.: Age differences in fluid and crystallized intelligence. Acta Psychologica, 26(2); 107-129, 1967.

34) Reichard, S., Frenkel-Brunswik, E., Livson, F. et al.: Aging and Personality; A Study of 87 Older Men. Wiley, 1962.

35) 松本一生：本人が不安を受容し自己効力感を高めるために（特集 認知症の人の自律性を尊重し高める支援). 老年精神誌，26(9)；967-972, 2015.

36）松本一生：患者さんと家族の内なる声を聴くということ（特集 患者・家族の声に聴く）．緩和ケア．18(1)：6-9．2008.

37）飯干紀代子：今日から実践　認知症の人とのコミュニケーション　感情と行動を理解するためのアプローチ．中央法規出版．東京．2011.

38）Hall, E. T.: The Hidden Dimension. 1966.

39）Boss, P.: Ambiguous Loss Theory: Challenges for Scholars and Practitioners.

40）鈴木亮子：認知症患者の介護者の心理状態の移行と関係する要因について－心理的援助の視点からみた介護経験．老年社会科学．27(4)：391-406．2006.

41）Laakkonen, M. L., Pitkala, K.: Supporting people who care for adults with dementia. BMJ（Clinical research ed.), 347; f6691, 2013.

42）Hepburn, K. W., Tornatore, J., Center, B. et al.: Dementia family caregiver training: affecting beliefs about caregiving and caregiver outcomes. Journal of the American Geriatrics Society, 49(4); 450-457, 2001.

43）Marriott, A., Donaldson, C., Tarrier, N. et al.: Effectiveness of cognitive-behavioural family intervention in reducing the burden of care in carers of patients with Alzheimer's disease. Br. J. Psychiatry, 176; 557-562, 2000.

44）Woods, R. T., Wills, W., Higginson, I. J. et al.: Support in the community for people with dementia and their carers: a comparative outcome study of specialist mental health service interventions. International Journal of Geriatric Psychiatry, 18(4); 298-307, 2003.

45）Pearlin, L. I., Mullan, J. T., Semple, S. J. et al.: Caregiving and the stress process: An overview of concepts and their measures. The Gerontologist, 30(5); 583-594, 1990.

46）Adelman, R. D., Tmanova, L. L., Delgado, D. et al.: Caregiver burden: a clinical review. JAMA, 311(10); 1052-1060, 2014.

47) Pinquart, M., Sörensen, S.: Helping caregivers of persons with dementia: which interventions work and how large are their effects? International Psychogeriatrics, 18(04); 577-595, 2006.

48) 松本一生：高齢社会における地域と家族－認知症と地域のケアシステム．日本社会精神医学会雑誌，15(1)；74-78，2006.

49) 松本一生：家族と学ぶ認知症．金剛出版，2006.

50) 繁田雅弘，半田幸子，今井幸充：ケアラーへの情報提供－医療機関の情報提供に対する家族の満足度調査から（特集 ケアラーを支援する方法論）．老年精神誌，25(9)；984-992，2014.

C 入院時評価・対応

1. 認知機能評価と対応

Summary

① 認知機能だけでなく，ADL や精神の状態などを総合的に評価することで，入院後の治療・ケアを有効に行うことができる。

② 高齢者の生活機能を多面的・包括的に評価する高齢者総合機能評価のための簡便なツールとして CGA7 と DASC-21 があり，認知機能と社会生活の障害に関連する行動の障害などを評価することができる。

③ 高齢者総合機能評価で認知機能障害が疑われる場合には，認知機能スクリーニング検査を行うことが必要であり，MMSE や MoCA が有用なツールとして使用可能である。

④ 認知機能障害が存在すると考えられる場合は，病歴・診察・各種検査などを行い，認知機能障害が認知症によるものであるかを評価し，treatable dementia などの鑑別を行うことが必要である。

⑤ 認知機能障害のある患者に対して安全かつ効果的な診療を行うための種々の留意点があり，これらを円滑に施行することで入院中の患者の QOL を改善させることができる。

I. 認知機能障害の存在を疑うとき

高齢者では，注意・記憶・遂行機能などの認知機能に障害を有している場合が少なくない。高齢者の入院治療・看護・リハビリテーションを円滑に行うためには，入院に際して認知機能の評価を行うことが必要である。記憶や IADL（Instrumental Activities of Daily Living：手段的日常生活活動）[*1] の低下は，認知機能障害を疑う手がかりとなる。IADL の低下は遂行機能障害と関連し，BADL（Basic Activities of Daily Living：基本的日常生活活動）[*2] の低下は（特定の身体障害がなければ）IADL の低下よりもさらに重篤な認知機能障害を示唆する。特に以下のような状況では認知機能障害の合併頻度が高い。① 75 歳以上，②アルコール多飲歴，③尿・便失禁，④独居，⑤ IADL/BADL の障害，⑥ 5 種類以上の内服，⑦視力・聴力低下，⑧頻回の入院歴，⑨担がん患者，⑩抗精神病薬・抗不安薬の使用，⑪低体重，⑫要支援 1 以上，⑬脳卒中の既往，⑭コントロール不良の糖尿病，⑮重症低血糖

[*1] IADL：ADL とは人が生活を送るために行う活動能力のことであるが，手段的 ADL とは高次の ADL で，電話・買い物・食事の準備・服薬管理・金銭管理・交通機関を使っての外出などのより複雑な活動を意味する。ATM・DVD プレーヤー・携帯電話・パソコンのメールなど新機器を使いこなせるかどうかを尋ねた JST 版活動能力指標のような現代的な IADL の評価指標も提案されている。

[*2] BADL：移動・階段昇降・入浴・食事・着衣・排泄などの基本的日常生活活動度を示す。

[*3] フレイル（frailty）：高齢期に様々な要因が関与して，身体の多領域にわたる生理的予備能力の低下によってストレスに対する脆弱性が増大し，重篤な健康問題を起こしやすい状態。頑健（robust）と能力障害（disability）の中間概念である。身体的・精神心理的・社会的フレイルに分かれる。

の既往, ⑯数回の転倒歴, ⑰せん妄の既往, ⑱フレイル*3, などである。認知機能だけでなく, ADL, 精神や行動の状態, 家族の介護能力・介護負担, 在宅環境などを総合的に評価することで, 各個人の個別性に基づいた治療・ケアを有効に行うことができる。

高齢者の生活機能を多面的・包括的に評価する高齢者総合的機能評価 (CGA) のうち, 最も簡便なスクリーニング検査として推奨されているのが CGA7 である (p.6, 表1参照)。機能評価にとって必要な項目のうち, 家族の介護能力・介護負担, 在宅環境以外の項目は CGA7 に含まれている。CGA7 では,「意欲」「認知機能 (復唱・即時記憶)」「IADL (交通機関の利用)」「認知機能 (遅延再生)」「BADL (入浴)」「BADL (排泄)」「情緒・気分」に関して簡単な評価を行う。コメディカルスタッフや介護職員でも施行可能である。7項目のいずれかの項目で問題があれば次の評価ステップに進む。すなわち, 意欲→ Vitality index*4, 認知

---

*4 Vitality index (意欲の指標):「起床」「意思疎通」「食事」「排泄」「リハビリ・活動」の5項目について意欲の程度を評価する[8]。0〜10点の得点分布で点数が高いほど意欲があることになる。

*5 Lawton の尺度:IADL の評価尺度。電話・買い物・食事の準備・家事・洗濯・移動の形式・服薬管理・金銭管理の8項目を「できる＝1点, できない＝0点」と採点する。男性では食事の準備・家事・洗濯は評価しないため, 男性は0〜5点, 女性は0〜8点の得点分布となる[9]。

*6 Barthel index:BADL の評価尺度。食事・車椅子からベッドへの移動・整容・トイレ動作・入浴・歩行・階段昇降・着替え・排便コントロール・排尿コントロールの10項目について評価する。実際に行っているかどうかでなく, 可能かどうかで判定する ("している ADL"でなく, "できる ADL")。0〜100点の分布で点数が高いほど自立していることになる[10]。

機能→MMSE，HDS-R，IADL→Lawton の尺度[*5]，BADL→Barthel index[*6]，情緒・気分→GDS-15[*7]（Geriatric Depression Scale 15：老年期うつ病評価尺度）というように，次段階の検査・評価を行う。CGA7よりも詳しい内容になっているものが DASC-21である（p.10，表3参照）。DASC-21 は認知機能と社会生活の障害に関連する行動を評価する尺度で，コメディカルスタッフや介護職員でも施行できる 21 項目の質問からなる（p.8，表2参照）。DASC-21 が 31 点以上の場合は認知症が疑われる。DASC-21 は，臨床的認知症尺度（Clinical Dementia Rating：CDR）と相関があり，その妥当性が検証されている[1]。また，認知症初期集中支援チームのアウトリーチに採用されている。CGA7，DASC-21 のいずれも，日常生活・社会生活の障害をスクリーニングするため，認知機能と IADL，BADL を合わせて評価するところに特徴がある。高齢者ではメタ認知[*8]の能力が低下していることがあるため，評価する際は本人への問診だけでなく，本人の日頃の生活状態をよく知っている情報提供者からも聴取することが必要である。

Ⅱ．認知機能スクリーニング検査

CGA7 や DASC-21 で認知機能障害が疑われる場合

[*7] GDS-15：15 項目の質問に対する自記式評価である。5 点以上がうつ傾向，10 点以上がうつ状態とされている[11]。

[*8] メタ認知：自分の行動・考え方などを別の立場からみて認識する活動をいう。いわば"認知"の"認知"である。メタ認知能力が低いと自分が周囲からどのようにみられているか把握できず，自己の能力の低下を否定するようになりがちである。

C 入院時評価・対応 71

には，客観的な認知機能検査を行い，認知機能を評価することが望ましい（p.6，表1，表3参照）。いきなり詳細な検査を行うのではなく，まず認知機能スクリーニング検査を行う。きちんと実施できれば，スクリーニング検査だけでも被験者の認知機能プロファイルをかなり明らかにすることができる。代表的な認知機能スクリーニング検査には以下のようなものがある（表2参照）。

① HDS-R：MMSEとの相関も高いが，国際的に使用されておらず海外文献に登場しない，記憶の項目の比重が高く視空間構成認知などの項目がないなど検出すべき認知機能プロファイルに偏りがあるため，専門家の間ではMMSEの方がよく用いられている[2]。

② MMSE：教育歴の高い被験者では，天井効果のため認知症初期の認知機能低下が検出しにくい。同様の理由で，軽度認知障害（mild cognitive impairment：MCI）の検出感度も高くない[2-4]。

③ MoCA：MCIの検出感度はかなり高く，医療現場で近年急速に普及している[5,6]。

認知機能検査を施行するときは，被験者の注意が妨害されることなく落ち着いて課題に取り組めるような静かな部屋で行うべきである。また，各課題の正否だけでなく，被験者がどのような姿勢で課題に取り組んでいるかを観察することも大切である。ADでみられるような「取り繕い反応」「振り返り徴候」や，前頭

側頭型認知症（frontotemporal dementia：FTD）でみられるような「立ち去り行動」が観察されるかどうかも，検査の成績と並んで有用な所見である。

Ⅲ．大脳の解剖学的区分と認知機能プロファイル

　大脳の高次脳機能は複雑なネットワークによって生じており，ある部位がある障害と1対1に対応するというような単純な構造を呈してはいない。しかし，前頭葉・側頭葉・頭頂葉の解剖学的区分によって大体の機能分布が成立している。すなわち，注意・遂行機能は前頭葉，記憶・言語は側頭葉，視空間構成認知は頭頂葉が主として関与している。認知機能スクリーニング検査で大脳の解剖学的区分のうち，どの部位の障害が強いかが推測できる。側頭葉・頭頂葉が主として障害される後方型認知症としてAD，DLBがあり，前頭葉が主として障害される前方型認知症としてFTD，皮質下病変主体のVaDがある。前頭葉機能がある程度保持されていれば，行動のまとまりは保たれる。

Ⅳ．認知機能障害の評価

　一般的には，DASC-21：31点以上，HDS-R：20点以下，MMSE：23点以下の場合には，認知症が疑われる。また，MMSE：27点以下，MoCA：25点以下の場合には，MCIが疑われる（p.8，表2参照）。しかし，認知機能スクリーニング検査の成績が上記より良好であれば正常というわけではない。上記の値よりも高成績を取る認知症者はまれではないので注意が必要である。

C 入院時評価・対応 73

　認知機能障害が存在する場合，それが認知症（あるいは MCI）によるものかどうかが問題である。病歴・身体診察・血液検査などから，血糖異常・肝腎機能異常・電解質異常・内分泌異常などの身体的原因や，意識障害（せん妄など）・うつ病・うつ状態などの精神医学的病態を除外しなければならない。次に，CT・MRI・脳血流 SPECT・PET・MIBG 心筋シンチグラフィー・DAT（dopamine transporter：ドパミントランスポーター）イメージングなどの神経画像検査や髄液検査を行う。これらの過程で，いわゆる treatable dementia（特発性正常圧水頭症・硬膜下血腫・内分泌代謝疾患・薬物誘発性など）を鑑別しておかねばならない。その次の段階で，認知症の病型診断に進む。認知症の病型診断は，一般的には，米国国立老化研究所とアルツハイマー協会（NIA-AA）の診断基準，米国精神医学会の診断マニュアルである DSM-5，WHO の ICD-10 などに基づいて行われる。

　AD や VaD は common disease であるため，診断の段階では必ずしも専門医への紹介は必要ではない。それ以外の認知症が疑われる場合は，鑑別診断は難しいことも多いので，専門医に相談しておくことが理想的である。

V. 認知症の重症度の判定

　認知症の重症度の判定は，認知症をきたす原因疾患の別によらない。詳細な認知症の重症度判定には CDR などを使用することが望ましいが[7]，簡易に重症度を判定することも可能である。MMSE の原著で

表 8　認知症の重症度判定の簡単な目安

	MMSE	DASC-21		
軽度	21 点以上	合計点が31 点以上	遠隔記憶場所の見当識社会的判断力身体的 ADL	左記のすべてが 1 点または2 点
中等度	11〜20 点			左記のいずれかが 3 点または 4 点
重度（高度）	0〜10 点			左記のすべてが 3 点または4 点

は重症度の判定基準は設けられていないが，おおむね表 8 のように考えることができる。DASC-21 の遠隔記憶・場所の見当識・社会的判断力・身体的 ADL の項目からも重症度が推測できる。患者の認知症の重症度によって治療・ケア・リハビリテーションの施行方法を工夫すべきである。

Ⅵ. 認知機能障害がある患者に対して留意すべきこと

　認知機能障害のある患者に対して安全かつ効果的に診療を行うためには，特別の配慮が必要である。認知機能障害のある患者では，入院中にせん妄・転倒・誤嚥などのリスクが高いため，このような状態を惹起して入院の本来の目的である検査・治療に支障をきたすことのないようにしたい。認知機能障害のある患者に対しては下記のことに留意して診療を行うのがよい。

①　リスクマネージメントの徹底：インスリンの自己注射や服薬管理の本人任せは危険なので適宜サポートする。検査や治療のための絶飲食指示も守

れない可能性を考えて対処する。転倒・転落の危険性を考えて対処する。

② 薬物療法の見直し：不必要な多剤併用療法になっていないかという視点で，薬物の種類および量の見直しを行う。

③ 認知機能に対する適切な刺激：家族の面会を促進する。医療スタッフもコミュニケーションを積極的にとる。

④ 身体活動の奨励

⑤ 感覚の障害の除去：視覚・聴覚が確実に機能するように援助を行う。照明の調節や視覚補助具（眼鏡，拡大鏡），補聴器の装着などを適切に行えるよう援助する。大きく印刷された文字や蛍光テープを使用した目印のようにわかりやすい表示を心がける。

⑥ 低栄養・脱水の予防

⑦ 睡眠－覚醒リズムの安定化：夜間の処置を最小限にする。安易な睡眠薬（特に BZD 系睡眠薬）投与を避ける。

⑧ 疼痛管理：疼痛のある場合には適切な除痛治療を行う。

認知機能や IADL / BADL を多面的・包括的に評価することで，生活上の問題を抽出することが可能となり，疾患に対する治療・看護・リハビリテーションに生かせるだけでなく，適切なリスクマネージメントを通して円滑な診療を行うことができ，患者の QOL を改善させることにつながる。認知機能障害のある患者

の支援は退院になったときに終了するのでなく，住み慣れた地域で適切な支援を引き続き受けて安定した社会生活が継続して送れるように，かかりつけ医や地域包括支援センターと十分な連携を行うことが重要である。

（橋本　学）

2. 入院中のリスク評価と対応と合併症予防（転倒・静脈血栓症）

Summary

❶ 認知症を有する高齢患者は転倒リスクが倍高く，認知症の中でも特に DLB や PDD で頻度が高い。

❷ 転倒による深刻な合併症は大腿近位部骨折であり，認知症患者では再歩行率が極端に低下し，寝たきりの要因となる。

❸ 転倒のリスク評価は FRI など各施設で採用されているマニュアルを用い，転倒のリスクが高い場面のみならず，患者が行いたいニーズという視点からも情報を共有することが必要である。

❹ 入院中の認知症患者の長期臥床は DVT・PE の危険因子である。

❺ DVT および PE のスクリーニングは DVT については D ダイマー値の測定が一般的であり，PE が疑われる場合は速やかに心電図や胸部 X 線を行い，循環器内科にコンサルトする。

❻ PE の死亡率は急性心筋梗塞よりも高いため，正しい知識による早期スクリーニングと，過剰と考えられるほどの予防対策が求められる。

C　入院時評価・対応　77

　厚生労働省の 2014 年「患者調査」によると，入院患者における 65 歳以上の高齢者の割合が 70％を超えた。積極的な身体治療を受ける患者の中に多くの認知症患者が含まれるようになっている。高齢認知症患者は入院中の転倒・転落や合併症併発のリスクが高く，病院で報告されるアクシデント・インシデント報告の中でも転倒は最も多い事象であることから，従来のケアプランに加えて具体的な予防対策が課題となっている。本稿では，転倒および深部静脈血栓症（DVT）・肺塞栓症（pulmonary embolism：PE）を中心に，リスク評価と対処法を概説する。どちらも完全に回避できる事象ではないが，転倒についてはチーム医療による事例検討や情報の共有，DVT と PE については，正しい知識による早期スクリーニングと，過剰と考えられるほどの予防対策を行うことが肝要である。

Ⅰ．転倒

　認知症をもつ高齢者の転倒リスクが高いことはよく知られている。同じ高齢者でも認知症を有する患者の転倒回数は約 2 倍と有意に多く，認知症は転倒の独立した危険因子であると考えられている[12]。さらに認知症の診断によらず MMSE が 26 点未満の群は 26 点以上の群より 2.13 倍転倒しやすいという研究[13]もあり，認知機能の低下と転倒の関連を強調する意見もみられる。認知症患者の転倒要因は多因子であり，加齢に伴うサルコペニア[*9]，進行に伴う運動障害や視覚認知，

――――――――――――――――――
[*9]サルコペニア：加齢や疾患により，全身の筋肉量が減少すること。

表9 認知症患者の転倒に関する要因

内部要因			外部要因
身体精神的要因	薬物	加齢による変化（フレイル）	環境の変化
・神経徴候（運動機能障害） ・失認・失行 ・循環器疾患 ・感覚障害 ・認知機能 ・BPSD	・向精神薬 ・高血圧治療薬 ・非ステロイド抗炎症薬 ・抗コリン薬 ・パーキンソン病治療薬 ・制吐薬 ・胃腸機能調整薬	・筋力低下 ・移動能力低下 ・平衡機能の低下 ・身体活動レベルの低下 ・体重減少 ・精神的な活力の低下	・段差 ・慣れない生活 ・コミュニケーションの欠落 ・障害物やコード類 ・普段と異なる履物 ・普段と異なる物の配置

判断力や理解力の低下，BPSDによる混乱，向精神薬などの薬物による影響などが考えられている。表9に転倒に関与する要因を示す。

　転倒が起こりやすい時間帯はスタッフの人数が少なくなる夜勤帯であり，立位や歩行からの転倒が最も多い。認知症のタイプ別ではDLBや認知症を伴うパーキンソン病（Parkinson disease dementia：PDD）が他の認知症よりも有意に頻度が高く，VaDやADでは進行するほど頻度が高くなると考えられている[14]。

1）転倒で起こり得る合併症

　転倒による損傷で最も頻度が高いのは打撲であるが，深刻な合併症となると骨折があげられる。骨折の2大リスクは骨粗鬆症と転倒であり，これらのリスク因子は認知症患者に多くみられる。高齢者の骨折で最も増加傾向にあるのは大腿骨骨頸部骨折や大腿骨転子

C　入院時評価・対応　79

部骨折といった大腿近位部骨折であり[15]，認知症患者では再歩行率が極端に低下し，寝たきりの要因となりひいては生命予後を短縮させる因子である。もう1つの転倒による深刻な合併症は，抗凝固療法を受けている患者の出血である。ワーファリンを内服中の患者では転倒の既往が大出血のリスクといわれており，注意が必要である。しかし抗凝固療法にはリスクと梗塞や血栓症予防のベネフィットもあり，転倒の危険性から投薬を躊躇すべきではないと考えられている。

2）転倒予防のアセスメントの進め方

　DLB や PDD は，注意力障害・視覚認知障害・運動障害を特徴とする疾患であり，転倒の予測は立てやすいように思われる。その一方，それ以外の認知症疾患では，その中核的な症状や BPSD から転倒予防を考える必要が出てくるため，患者がどのような認知症であるかを把握することが，まずは重要である。アセスメントとしては，一般的な認知機能検査（MMSE あるいは HDS-R）を行う。これらの検査の遂行も困難であれば，図形模写によって空間認識能力を評価するだけでも有用な情報となる。転倒のリスク評価については各施設の予防マニュアルで採用されているものを用いることになるが，ここでは鳥羽らが考案した Fall Risk Index（FRI）[16] を表10で紹介する。医療スタッフによるアセスメントは，リスクが高いか否かの評価に留まってしまうことが多いが，本来は患者の価値観やニーズについてもきちんと把握し，QOL を低下させないという目標を前提として行われるものであ

表 10　Fall Risk Index[16)]

項目	配点	
	1	0
1　過去1年に転んだことがありますか（転倒回数　　　回）	はい	いいえ
2　つまずくことがありますか	はい	いいえ
3　手すりにつかまらずに，階段の上り下りができますか	はい	いいえ
4　歩く速度が遅くなってきましたか	はい	いいえ
5　横断歩道を青のうちに渡り切れますか	はい	いいえ
6　1キロメートルくらい続けて歩けますか	はい	いいえ
7　片足で5秒くらい立っていられますか	はい	いいえ
8　杖を使っていますか	はい	いいえ
9　タオルを固く絞れますか	はい	いいえ
10　めまい，ふらつきがありますか	はい	いいえ
11　背中が丸くなってきましたか	はい	いいえ
12　膝が痛みますか	はい	いいえ
13　目が見えにくいですか	はい	いいえ
14　耳が聞こえにくいですか	はい	いいえ
15　もの忘れが気になりますか	はい	いいえ
16　転ばないかと不安になりますか	はい	いいえ
17　毎日お薬を5種類以上飲んでいますか	はい	いいえ
18　家の中で歩くとき暗く感じますか	はい	いいえ
19　廊下，居間，玄関によけて通るものが置いてありますか	はい	いいえ
20　家の中に段差がありますか	はい	いいえ
21　階段を使わなくてはなりませんか	はい	いいえ
22　生活上，家の近くの急な坂道を歩きますか	はい	いいえ
合計		

3，5，6，7，9は「いいえ」を，それ以外は「はい」を1点とし，10点以上が転倒のハイリスク。

鳥羽研二他

身体項目に関する8項目，老年症候群に関する8項目，環境要因に関する5項目の計21項目と，過去1年間の転倒歴を問う全22項目で構成されている。得点が高いほど転倒リスクが高い。

C 入院時評価・対応 81

る。そのため，転倒のリスクが高い場面に注力するだ
けでなく，患者が行いたいニーズに対応することで不
安が減少し，転倒のリスクも低下するという視点をも
つことも重要である。

3）具体的な転倒予防介入

　転倒予防の介入は病院独自のリスク分析に基づいた
独自のプランを策定していることが多い。具体的な予
防措置として，見守り強化・低床ベッド・離床センサー
の設置・衝撃吸収マットやヒッププロテクターの利用
などが行われることが多い。転倒のリスク因子のアセ
スメントをスタッフ間で行うことも重要である。現在
の処方薬が転倒を誘発する要因になっていないかの検
討は当然のことであるが，患者の運動機能や注意力，
不安や様々な BPSD を，どのような方法で軽減させ
るかという検討も必要である。

　医師や看護スタッフが独立して転倒予防策を勧めて
いては，十分な情報の共有が得られず，患者にとって
も不利益となる。転倒予防対策は医学モデルに基づく
ケアでは十分でないことを理解すべきである。医師・
看護師・薬剤師・理学療法士など多職種連携による予
防チームが情報・教育・対策の共有を図り，介護的側
面も考えてディスカッションを重ねることが求められ
ている[17]。

II．深部静脈血栓症および肺塞栓症

　DVT と PE の危険因子として，長期の臥床・脱水・
肥満・抗精神病薬の使用が考えられている。この中で

抗精神病薬の使用が，認知症高齢者の DVT 発症の単独のリスク因子であるかのエビデンスは確立していない[18]。おそらく発症のメカニズムは複合的な病態が考えられる。認知症患者は入院以前から臥床や車椅子での生活を長時間していることが多く，入院以前からの無症候性 DVT が存在する可能性がある。入院前の無症候性の DVT を含めてすべてが PE のリスク因子であるかは不明であるが，入院中は血流停滞を引き起こす長期臥床を強いられ，手術や骨折などの血管内皮障害，悪性腫瘍や感染症などによる血液凝固能の亢進により，入院前よりもリスク因子が増え，ひとたび PE が発症すれば深刻な事態を招く（PE の死亡率は急性心筋梗塞よりも高い）ことから，何よりも早期のスクリーニングおよび予防が重要である。

1）深部静脈血栓症のスクリーニング

　DVT のスクリーニングには，危険因子・症状・所見（下肢の腫脹の範囲や熱感，表在静脈の怒張など）の一般診察を行う。DVT のために臨床所見をスコア化されたものとして Wells スコア[19] が知られている。続いて血液検査を施行することになるが，現在最もスクリーニング手段として用いられているのは D-dimer（D ダイマー）値の測定である。D-dimer は線溶現象の際に分解されたフィブリン分解産物（FDP）の 1 つで血栓症への感度が高い。しかしながら感染症や悪性腫瘍などの炎症性疾患においても数値が上昇するため特異性は低く，循環器内科・血管外科の医師に依頼して下肢静脈超音波検査を施行する。

2) 肺塞栓症のスクリーニング

　臨床症状としては呼吸困難・胸痛・頻呼吸が出現する。これらの症状は心疾患でも出現するが，症状出現時は深刻に事態をとらえ速やかに検査を行う。スクリーニングのためのスコアとして PE 向けの Wells スコア[20] が知られている。胸部 X 線では心拡大や右肺動脈下行枝の拡張がみられ，心電図では右側胸部誘導の陰性 T・洞性頻脈を高頻度に認め，右脚ブロック・ST 低下などが出現する。動脈血ガス所見では低 O_2 血症・低 CO_2 血症・呼吸性アルカローシスがみられる。D-dimer は PE を除外する目的で有効である。緊急の場合やスクリーニングで PE を疑ったら，循環器内科にコンサルトして心超音波検査・造影 CT・肺シンチグラムによる確定診断を急ぐ必要がある。

3) 予防および治療

　入院中の PE の合併は深刻な病状を招くため，2004 年には「肺血栓塞栓症予防管理料」が設けられ，これを受けて 2006 年に日本総合病院精神医学会の教育・研究委員会は「静脈血栓塞栓症予防指針」[21] を発刊している。上記のスクリーニングの後，弾性ストッキングや間欠的空気圧迫法などが予防として用いられる他，早期に抗凝固療法を行う施設も少なくない。

　DVT あるいは PE の診断が下されればヘパリンの静脈投与が開始され，徐々にワーファリンなどの経口抗凝固剤治療に切り替えがなされる。広範な急性肺血栓塞栓症に対しては血栓溶解療法も行われる。出血のリスクによって下大静脈フィルターの挿入が行われる

ことも少なくない。治療の詳細は，日本循環器学会による「肺血栓塞栓症および深部静脈血栓症の診断，治療，予防に関するガイドライン」（2009 年改訂版）[22]を参照されたい。

（下田　健吾）

3. 治療同意の注意点

Summary

❶ 現在のところ，患者本人に判断能力がないと考えられる際に誰が代行して同意を行うかという法的な裏づけはない。

❷ 成年後見人を医療同意に関与させる方向の議論が進みつつある。

❸ 判断能力が低下している患者に対しても，その方の意思をできるだけ探り，反映させようとする姿勢を忘れてはならない。

❹ 普段から患者の意思確認を行っておくことも重要である。

I．はじめに

治療同意をはじめとした医療の現場における意思決定は，認知症を有する患者においては困難な場合が多くなる。現在のところ，患者本人に判断能力がないと考えられる際に誰が代行して同意を行うかという法的な裏づけはない（ただし，2016 年に成年後見制度利用促進法と成年後見人の権限を拡大する民法等の改正

案が施行され，2018 年 6 月に認知症の人の日常生活・社会生活における意思決定支援ガイドライン（案）が厚生労働省から公開された（http://www.mhlw.go.jp/stf/seisakunitsuite/bunya/0000212395.html）。今後成年後見人の医療同意に関する権利についても検討がなされる予定である。しかし医療の現場には，認知症だけでなく様々な身体疾患を原因とする意識障害により，判断能力が欠如あるいは低下した方が少なからず存在する。そのような方々に対して，現実的には家族・親族，もし親族がいない場合は成年後見人などの判断で方針が決定されていることは，しばしば経験があることと思われる。本稿では，今後ますます増えると考えられる，医療同意の問題に関する現状を紹介する。

II．民法

　まず，民法と医療に関する意思決定との関連について述べる。民法とは，私人（国家や公共団体などの公の機関が関わらない一般人）の間における日常生活上の種々の権利や義務の関係などを定めた法律である。なお，医療の現場における意思決定の基礎となる概念がインフォームド・コンセント（informed consent：IC）であり，IC とは医療行為に関する医師の説明とそれに対する患者の同意のことである。近年の認知症患者の増加に伴って，判断能力が低下した患者における IC の問題が議論されるようになっている。民法では，未成年で判断能力が不十分な場合に関しては，民法 820 条により親権者あるいは未成年者後見人が代わりに同意できるが，成人で判断能力が不十分な方々に

関する規定はない。ただし民法は，個人の意思を尊重することを内容とする私的意思自治の原則（一般人の間で法律関係つまり権利義務の関係を成立させることは一切個人の自主的決定に任せるべきであり，国家や公共機関がこれに干渉してはならないとする原則）を理念としている。そのため，判断能力が低下していると考えられる患者に対しても，その方の意思をできるだけ探り，反映させようとする姿勢は大切にしなくてはならない。

Ⅲ．インフォームド・コンセントに関する検討

1）厚生労働省

ICに関しては終末期医療を中心に検討されてきた[23]。厚生労働省は，2007年に「終末期医療の決定プロセスに関するガイドライン」（2015年に「人生の最終段階における医療の決定プロセスに関するガイドライン」に改訂され，2018年3月にさらに改訂された[24]）を発表した。そのガイドラインは，終末期医療とケアの方針決定について患者の意思確認が可能な場合と不可能な場合に分けている。患者の意思確認が不可能な場合については，

① 家族が患者の意思を推定できる場合には，その推定意思を尊重し，患者にとって最善の治療方針を取ることを基本とする，

② 家族が患者の意思を推定できない場合には，患者にとって何が最善であるかについて家族と十分に話し合い，患者にとっての最善の治療方針を取ることを基本とする，

③　家族がいない場合および家族が判断を医療・ケアチームに委ねる場合には，患者にとっての最善の治療方針を取ることを基本とする，
としている。

2) 日本医師会

　日本医師会は，1992 年に第Ⅲ次生命倫理懇談会「末期医療に臨む医師の在り方」についての報告[25]で患者の自己決定とリビング・ウィルについて検討し，「本人が意思を表明できない場合には，家族や友人などがどこまでそれを代行できるかが問題となる。原則はあくまでも本人の意思表明によるべきであるが，本人のはっきりした意向が家族や友人などの証言を通じて信頼できる場合には，本人の意思表示に準ずるものと考えてもよいであろう。（中略）リビング・ウィルだけにとどまらず，広く末期医療に関して自らの意思を示しておくことは，その人の人格に基づく自己決定として尊重されるべきである」との提言を行っている。

　その他，日本老年医学会などの関係機関が提言を行っているが[26]，字数の関係でここでは省略する。

Ⅳ．成年後見制度

　上記の IC についての検討は終末期の患者を対象としており，認知症によって判断能力が低下した患者に関する議論はなされていなかった。しかし，2000 年4 月に成年後見制度が実施されたことにより，法学の分野でも医療同意の問題が取り上げられるようになった[23]。成年後見制度は，認知症・知的障害・精神障害

などによって判断能力が不十分な方について，本人の権利を守る援助者（成年後見人等）を選ぶことで本人を法律的に支援（財産管理，身上監護）する制度である。身上監護とは，被後見人の日常生活や健康管理に関する手続き，契約の遂行のことで，具体的には医療機関や介護施設の利用などに関する手続きや，住居の家賃の支払い・契約更新などが含まれる。身上監護には，直接被後見人の介護や看護を行うことは含まれていない。また，「Ⅰ．はじめに」で触れたように，成年後見人には医療に関する同意権は付与されていない。この点については，2011年12月に日本弁護士連合会が「医療同意能力がない者の医療同意代行に関する法律大綱」[27]を，そして2014年5月には公益社団法人成年後見センター・リーガルサポートが「医療行為における本人の意思決定支援と代行決定に関する報告及び法整備の提言」[28]を作成し，判断能力が低下した方々の医療に関する同意についての法や制度を整備するよう提言している。そして，2016年4月に成年後見制度利用促進法と成年後見人の権限を拡大する民法等の改正案が可決され，今後成年後見人の医療同意に関する権利についても法整備や制度作りが行われる予定となっている。この動きは，判断能力が低下した方々における医療への同意の問題に関して道筋を開く可能性をもたらすものと考えられる。ただ一方で，成年後見人の権限を拡大することや成年後見人に医療に関する同意権を与えることは，自己決定権をはじめとした被後見人の権利を奪うことにつながるという反対意見も少なくない。この点に十分に配慮した法律や制

度の整備が望まれる。

Ⅴ．おわりに

　判断能力が低下した方々に関する医療同意の問題点と現状について，現状をまとめた。前述のように，仮に医療に関する同意権が成年後見人に付与されたとしても，被後見人の意思をできる限り尊重することは不可欠である。判断能力が低下した方の意思を汲み取ることは簡単ではないが，そのためには普段から患者とのコミュニケーションを良好に保ち，患者のことをわかろうとする姿勢を保つことが重要である。「説明してもわからないから」と本人の意思を確かめずに話を進めることは，絶対に避けなければならない。努力しても意思を知ることが不可能な場合は，日本医師会からの報告のごとく[25]，患者のことをよく知る人々と話し合い，患者が意思表明できたならばどのような判断を下すか，患者にとってどうするのが最善か，十分に話し合うことが必要である。また，家族や後見人がいない場合には，関係するスタッフ内で患者にとっての最善の方針を検討するという方法が現実的と考えられる。

　できる範囲で，普段から患者の意思確認を行っておくシステムを各医療機関内で整備できるとよいと思われる。その場合，意思は状況に応じて変化するので，少なくとも患者の状態が変化するごとに意思確認をすることが必要である。

（吉村　匡史）

4. 入院環境の配慮 ─────────

Summary

❶ せん妄と BPSD の病態は異なることを理解し，行動異常の鑑別を行い，予防や対応を考える必要がある。

❷ せん妄や BPSD の予防には，医療スタッフの対応を含めた「入院環境の配慮」が重要である。

❸ 「入院環境の配慮」に現実性・実効性をもたせるためには，医療施設内の個人・職種・組織間の連携が重要であり，そのためにはあらかじめ連携の取れる体制を構築しておかなければならない。

❹ 認知症診療の十分な連携に医療従事者の認識不足が阻害要因となっている現実を克服するために，すべての医療従事者が今後の医療環境の変化の重大性を認識し，自ら積極的に認知症診療に関わる意識と覚悟をもたなければならない。

Ⅰ．入院環境の配慮の実際

　「せん妄（状態での行動・心理症状）」と「認知症の行動・心理症状（BPSD）」は，表面上・外見上の症状は似ているが，病態は大きく異なる。意識障害のない状態での異常（にみえる）行為が BPSD であるのに対し，せん妄は軽度の意識障害による異常行動を主とする。せん妄および BPSD は，身体治療や予後に影響を及ぼすことから，発現防止に向けた入院環境の配慮が必要である。入院治療を要するような重篤な急性の身体疾患が存在する場合，認知症患者にせん妄を

合併することはやむを得ない面もあるが，その重症度を軽減し，出現期間を短縮させるための配慮・対応（非薬物療法）が重要であることは当然である。詳しくは，Bの「7. せん妄対策は？」（p.45）を参照されたいが，ここでも要点をまとめておく。

1) 情報の収集

患者の生活過程・心身の状況を把握する。認知機能障害の原因やその程度・特徴を知ることは，適切な入院配慮の提供に重要である。

2) 病室（ベッド周辺）の工夫

温度・湿度・照度・日当たり・静けさ（騒音を減らす）・臭い・居心地の良さなどに，可能な範囲で配慮するのは当然である。単一的・単調・殺伐となりがちな入院生活を，少しでも快適にする工夫が重要である。

3) 可及的速やかな理学療法・リハビリテーションの導入

身体疾患の種類や治療経過によって安静度は違ってくるが，可及的速やかに理学療法やリハビリテーションを導入することが，原疾患の治療や廃用症候群・サルコペニアの予防のみならず，せん妄の予防にも重要である。

4) 睡眠の確保の工夫

急性期病院に入院して熟睡できる人はまれであろうが，不眠はせん妄の大きな危険因子である。よって入院後の睡眠状況の確認は重要である。昼夜逆転しない

ように，昼間に眠らないようにするためにも，前述した理学療法やリハビリテーションが役立つ。

5）快適な刺激の工夫

太陽の光，楽しい会話，美味しい食べ物・飲み物，清拭・マッサージ，家族の顔など，普通の生活に必須のものは，入院中にも必須である。前述の理学療法やリハビリテーションによる運動は快適な刺激にもなる。作業療法や言語療法も同様である。口腔ケアも重要である。これらの実施に際しては，それぞれの実施担当者が機械的に・無口に行うのではなく，楽しいコミュニケーションを取りつつ実施すべきである。また，家族や友人の役割が大いに期待される症例もある。

6）可能な限りの快適な身体状況の維持

点滴ルートやカテーテル・音の出るモニター・酸素マスクなどは，可及的速やかに除去・抜去したい。また，清潔な肌や髪・毎日の排便・爪の手入れ・口腔ケア・褥瘡発生予防などにも注意する。

上記のせん妄の予防は，どれも BPSD の予防にも役立つ。しかし，それ以上に重要なのは，BPSD として括られるすべての行動は，周囲の人には異常にみえることであっても，患者本人にとっては，どれも合目的的な行為であることを，しっかりと認識することである。この認識をもつことが，せん妄と BPSD の鑑別診断の基本をなすと同時に，BPSD の予防の前提となる。この認識をもって努力すれば，一見理解できそ

うもない BPSD を呈する認知症患者の認識も理解することが可能となるであろう。その理解し得た認識に基づいて，BPSD に対応することが重要である。

　さらに，もう１つ，心得ておくべき重要なことがある。それは，少なくとも今後の四半世紀，わが国の一般病院に入院してくる患者の多くが MCI・認知症を合併しているようになるのは確実という厳しい現実である。MCI・認知症の症状について，せん妄・BPSD への対応法について，理解の乏しい医療従事者は，適切な対応ができず，患者・家族との信頼関係の構築や治療などに悪影響を及ぼすことになろう。さらに，不適切な対応・看護・治療（過剰な身体拘束や薬物投与，不必要な胃瘻や CV ポートの増設，心理的ストレスなど）は，患者の認知機能障害・身体機能障害を，さらに悪化・進行させてしまうであろう。

Ⅱ．入院環境の配慮のための連携

　医師と看護師・PT・OT・ST・歯科衛生士・薬剤師・管理栄養士・医療ソーシャルワーカー（medical social worker：MSW，社会福祉士または精神保健福祉士の有資格者が担当）などのコメディカルとの連携，主治医と精神科医との連携，病棟スタッフと精神科リエゾンチーム・認知症サポートチーム（DST）との連携など，あらゆる連携が BPSD・せん妄の予防・対応に重要であることは，前述したことを実際に実施しようとすれば，実感できるはずのことであり，また実感できなくてはならない。連携が乏しければ，ある対策が遅れ，その小さな遅れが，その後の大きな事故につ

ながるのである。常日頃からの連携の構築、その意志をもって実施することこそが重要である。

では、どうすれば連携体制を構築できるであろうか。その最も重要なことは、前述した通り、医療スタッフの教育である。さらに、認知症に関する知識は、もっているだけでは意味がない。これからの医療従事者は、認知症の好き嫌いに関わりなく、せん妄・BPSDの予防の実践や対応を、積極的に実施する意志をもって、実践できなければならない。その実践のためには、医療スタッフ個々人の認識と能力以外に、あらかじめ連携体制を構築しておくことが必要であり、その連携構築に最も重要なことが医療スタッフの教育である、という循環した構図があるのである。

では、具体的に、どうすればいいのであろうか。以下に、いくつかの実例を述べておくので参考にされたい。

1) 認知症勉強会やBPSD症例検討会などの実施

今後のわが国、および医療従事者が直面するであろう現実を認識し、認知症・せん妄・BPSDについての知識を深め、実際に有効な対応ができるように、努力する意志・覚悟をもたねばならない。これらの機会を利用して知識を身につけた上での実践による能力の獲得・向上が重要である。

2) 認知症の専門資格を有するスタッフの育成

実力だけではなく、権威のある専門資格の取得は、各職域でのスタッフの信頼と協力を得るためには、ほ

ぼ必須の要件といえる。

3）精神科リエゾンチームや認知症サポートチームの創設

　組織横断的に介入ができる精神科リエゾンチームやDSTの創設は重要である。ただし，これは「両刃の剣」でもある。例えば，病棟スタッフに，「認知症のことは，精神科リエゾンチーム・DSTに任せればいいや」というような認識をもたせてしまうことは，本末転倒といえる。精神科リエゾンチーム・DSTに所属する各メンバーは，自らの職域で，認知症教育の中心となるべきである。

4）連携可能な組織構造の実現・体制化

　病院長の理解・賛同を得る必要がある。組織横断的に介入するチームは，しばしば邪魔者扱いをされがちである。さらに，精神科リエゾンチーム・DSTのメンバーは，自らの能力を磨いて，実際に役に立つことを，他の医療スタッフに納得してもらえるように，その有益性を認めてもらえるように，努力・実証しなければならない。

5）連携の有効性を担保する人間関係の構築・風通しの良い職場環境づくり

　「言うは易く行うは難し」であるのは世の常であるが，「これも仕事のうち」と割り切って，それなりの努力をすべきである。

　以上のようなことは，実は認知症診療に限ったこと

ではなく，例えば，がん緩和ケアの領域でも同様である。しかし，がん緩和ケアが，国家・厚生労働省の政策のもと，市井にも広く浸透しつつある現状と異なり，認知症（の心理症状・行動異常）・せん妄に対する医療従事者の認識は，厚生労働省の政策や支援にもかかわらず，未だ不十分であるといわざるを得ない。各医療職のさらなる意識改革と連携が期待される。

（鵜飼　克行）

◆ 参考文献 ◆

1) 粟田主一，杉山美香，井藤佳恵他：地域在住高齢者を対象とする地域包括ケアシステムにおける認知症アセスメントシート（DASC-21）の内的信頼性・妥当性に関する研究. 老年精神誌，26(6)：675-686，2015.

2) Tariq, S. H., Tumosa, N., Chibnall, J. T. et al.: Comparison of the Saint Louis University mental status examination and the mini-mental state examination for detecting dementia and mild neurocognitive disorder: a pilot study. Am. J. Geriatr. Psychiatry, 14; 900-910, 2006.

3) Saxton, J., Morrow, L., Eschman, A. et al.: Computer assessment of mild cognitive impairment. Postgrad. Med., 121(2); 177-185, 2009.

4) Kaufer, D. I., Williams, C. S., Braaten, A. J. et al.: Cognitive screening for dementia and mild cognitive impairment in assisted living: comparison of 3 tests. J. Am. Med. Dir. Assoc., 9(8); 586-593, 2008.

5) Nasreddine, Z. S., Phillips, N. A., Bedirian, V. et al.: The Montreal Cognitive Assessment, MoCA: a brief screening tool for mild cognitive impairment. J. Am. Geriatr. Soc., 53 (4); 695-699, 2005.

6) Fage, B. A., Chan, C. C., Gill, S. S. et al.: Mini-Cog for

the diagnosis of Alzheimer's disease dementia and other dementias within a community setting. Cochrane Database Syst. Rev., 3(2); CD010860, 2015.

7) 目黒謙一：認知症早期発見のための CDR 判定ハンドブック．医学書院，東京，2008.

8) Toba, K., Nakai, R., Akishita, M. et al.: Vitality Index as a useful tool to assess elderly with dementia. Geriatr. Gerontol. Int.; 23-29, 2002.

9) Lawton, M. P., Brody, E. M.: Assessment of older people: self-maintaining and instrumental activities of daily living. Gerontologist, 9(3); 179-186, 1969.

10) Mahoney, F. I., Barthel, D. W.: Functional evaluation: The Barthel Index. Md. State Med. J., 14; 61-65, 1965.

11) 松林公蔵，小澤利男：総合的日常生活機能評価法－Ⅰ評価の方法．d 老年者の情緒に関する評価．Geriatric Medicine，32：541-546，1994.

12) van Doorn, C., Gruber-Baldini, A. L., Zimmerman., S. et al.: Dementia as a risk factor for falls and fall injuries among nursing home residents. Journal of the American Geriatrics Society, 51(9); 121-1218, 2003.

13) Muir, S.W., Gopaul, K., Montero Odasso, M. M.: The role of cognitive impairment in fall risk among older adults: a systematic review and meta-analysis. Age Ageing, 41; 299-308, 2012.

14) Allan, L.M., Ballard, C.G., Rowan, E.N. et al.: Incidence and prediction of falls in dementia: a prospective study in older people. PLoS One 4: e5521, 2009.

15) Orimo, H., Yaegashi, Y., Hosoi, T. et al.: Hip fracture incidence in Japan: Estimates of new patients in 2012 and 25－year trends. Osteoporos. Int., 27; 1777-1784, 2016.

16) 鳥羽研二，大河内二郎，高橋泰他：転倒リスク予測のための「転倒スコア」の開発と妥当性の検証．日老医誌，42；346-352，2005.

17）鈴木みずえ：認知症高齢者の転倒予防：認知症高齢者の視点からの転倒予防のエビデンスと実践. 日本転倒予防学会誌, 2（3）：3-9, 2016.

18）Kleijer, B. C., Heerdink, E. R., Egberts, T. C. et al.: Antipsychotic drug use and the risk of venous thromboembolism in elderly patients. J. Clin. Psychopharmacol., 30（5）; 526-530, 2010.

19）Wells, P. S., Anderson, D. R., Bormanis, J. et al.: Value of assessment of pretest probability of deep-vein thrombosis in clinical management. Lancet, 350; 1795-1798, 1997.

20）Wells, P. S., Anderson, D. R., Rodger, M. et al.: Derivation of a simple clinical model to categorize patients probability of pulmonary embolism: increasing the models utility with the SimpliRED D-dimer. Thrombosis & Haemostasis, 83（3）; 416-420, 2000.

21）日本総合病院精神医学会教育・研究委員会：静脈血栓塞栓症予防指針. 星和書店, 東京, 2006.

22）JCS Joint Working Group: Guidelines for the Diagnosis, Treatment and Prevention of Pulmonary Thromboembolism and Deep Vein Thrombosis（JCS 2009）. Circ. J., 75; 1258-1281, 2011.

23）小賀野晶一：第2章 医療同意の実際−取り組みと課題1医療同意の法的諸問題. 成本 迅編著：「認知症高齢者の医療選択をサポートするシステムの開発」プロジェクト：認知症の人の医療選択と意思決定支援. クリエイツかもがわ, 京都；56-83, 2016.

24）厚生労働省ホームページ：人生の最終段階における医療の決定プロセスに関するガイドライン. http://www.mhlw. go.jp/stf/seisakunitsuite/bunya/kenkou_iryou/iryou/ saisyu_iryou/index.html

25）日本医師会生命倫理懇談会：「末期医療に臨む医師の在り方」についての報告. 日本医師会第Ⅲ次生命倫理懇談会, 東京, 1992.

C　入院時評価・対応　99

26) 日本老年医学会ホームページ：日本老年医学会の立場表明 2012. http://www.jpn-geriat-soc.or.jp/proposal/tachiba.html

27) 日本弁護士連合会ホームページ：医療同意能力がない者の医療同意代行に関する法律大綱. http://www.nichibenren.or.jp/activity/document/opinion/year/2011/111215_6.html

28) 成年後見センター・リーガルサポートホームページ：医療行為における本人の意思決定支援と代行決定に関する報告及び法整備の提言. https://www.legal-support.or.jp/act

D 認知症の行動・心理症状(BPSD)対応

1. BPSD 対応の原則

Summary

❶ 不適切なケア・対応が BPSD の原因となる。

❷ 易怒性や暴力行為の対象となった人の安全を確保した上で，原因について検討し，身体・環境・心理・ケアに関する適切な対応を行う。

❸ 非薬物療法で改善しない場合，向精神薬による介入を検討する。

Ⅰ. はじめに

BPSD の形成には，個人の気質や生い立ち，介護・生活状況，心理状態，身体状態が大きく影響するので，治療・対応には認知症者の全人的理解が重要である。適切な対応により，多くの BPSD の予防や改善が期待できる。非薬物療法により改善しない場合に，初めて薬物療法の導入を検討すべきである。

Ⅱ. BPSD 予防・対応のためのケアの原則

本人中心のケア（パーソンセンタードケア）を心がけ，「～しない，させない」ことで不快感や不自由を与えていないかを確認する。本人の尊厳を保つことがポイントである。

●病感が十分にないことを理解する：物を盗られるという訴えに対し「妄想だ」と指摘しても，本人は「理解されていない（わかってくれない）」と感じてしまう。

●役割を与え，褒める：役割は褒めるきっかけとなる。できることをお願いし，褒めて意欲につなげることで，BPSD の予防になる。

●生活のリズムを整え，安心を与える対応を：規則正しい生活を送るようにし，言葉あるいはスキンシップなどの非言語的な手段で，安心感を提供することも重要である。

●身体心理社会的状況の確認：身体状態（感染症・脱水・便秘・薬物の副作用など）および環境やケアのチェックと改善，介護福祉サービスの利用を検討し，それでも BPSD の改善がみられない場合に薬物療法を検討する。

Ⅲ．易怒性・暴力行為への対応

　対応に苦慮しやすい易怒性や暴力行為に対する対応の基本を述べる。まず，易怒性や暴力行為の対象者の安全を確保した上で，原因について検討し，身体・環境・心理・ケアに関する適切な対応を行う。非薬物療法で改善しない場合，向精神薬による介入を検討する。

1）易怒性

　認知症患者が怒りを表出する原因として，①認知機能障害を受容できない怒り，②被害妄想に基づく怒り，③身体接触を含むケアに対する怒り，④周囲の不

D 認知症の行動・心理症状（BPSD）対応 103

用意な対応に対する怒り，が指摘されている[1]。感覚器の障害（視覚・聴覚障害）や治療薬による有害事象などの身体的要因の関与も含めて，怒りの原因を探ることが最初のステップになるので，以下の項目についてチェックする。

- 怒りの原因は了解可能か？
- 事実に基づかない被害的な解釈，あるいは視覚・聴覚障害による勘違いがないか？
- 認知機能の低下を理解できているか？
- 以前できていたことが，うまくできないことに苛立っていないか？
- 本人が嫌がる対応（ケア）や介助をしていないか？
- 処方内容の変更後に怒りっぽくなっていないか？

こうした点を確認し，原因に応じて以下の対応をしてみる。

- ゆっくりと穏やかに，明瞭な言葉で話しかける。
- わかりやすい言葉で説明する。
- 話題を変え，関心事を他に向ける。
- 必要な処置であっても，時間をおいてから再度試みる。
- ケアの方法を変えてみる。
- 処方内容を再検討する。

2）暴力行為

暴力行為は，叩く・蹴る・噛みつく・引っかく・つねる・物を投げるといった行為を指す。認知症にみられる暴力と明確に関連する要因として，男性・重度の

認知機能障害・疎通困難・抑うつ・幻覚妄想・不眠・不機嫌さ・疼痛・便秘・ADL障害などが報告されている[2]。その他，入院間もない時期や身体介護時，スタッフとの関係性との関連も指摘されている。このような傾向を理解した上で，以下のように対応する。まず，暴力の対象者の安全を確保し，一人で対応が難しいと思ったら，助けを呼ぶ。次に，暴力の原因がわかるまで，刺激の少ない環境（自室あるいは個室など）に誘導し，落ち着くまで付き添う。これらに並行して，暴力の原因についてチェックをしてみる。

- 身体的不調が誘因となっていないか？：疼痛・空腹・不眠・便秘・発熱・ADL障害・処方変更など
- せん妄など意識障害が原因となっていないか？
- 精神症状（幻覚妄想や気分の障害）がないか？
- ケアや環境（孤立・人間関係・温度・騒音など）が原因となっていないか？

以上の点を確認し，原因に応じて「易怒性への対応」に準じた対応を行う。症例により，暴力行為が出現しやすいパターン（関わり方・場所・時間など）が把握できる場合があるので，そのような状況を避けることが再発予防につながる。

（小田原　俊成）

D 認知症の行動・心理症状（BPSD）対応　105

2. 認知症疾患別起こりやすい BPSD と対応—

> **Summary**
>
> ❶ 認知症の種類によって対応の方法が変わってくるので，診断が大切である。
> ❷ 早期に認知症を見出し，早い段階で BPSD へ対応することが患者のメリットになる。
> ❸ 症状が軽減してきたら，より副作用の少ない薬物への変更や薬物全体の減量を考慮し，身体・精神的な副作用の出現を最小限に抑える工夫が必要である。

　認知症では，怒りやすくイライラする易刺激性・焦燥・興奮・状況に対して感情や衝動を抑えられない脱抑制・異常行動・妄想・幻覚・うつ・不安・多幸感・アパシー・夜間行動異常・食行動異常などの症状が出現することがある。行動としては暴力・暴言・徘徊・拒絶・不潔行為などがあり，心理症状としては抑うつ・不安・幻覚・妄想・睡眠障害などがある。認知症の症状には，もの忘れや判断力の低下などの認知機能障害があるが，本人や家族・ケアをする人にとって大きな問題になるのは BPSD である。これは疾患に基づく神経生物学的要因に加えて，心理学的要因や社会的要因が複雑に影響しながら出現する。対応を考慮するときには，原疾患の病態を念頭に置き状態の観察を行う。認知症に対する病棟スタッフの理解が良好でない場合には，あくまで認知症としかとらえてなく，コミュニケーションに難がある人として扱われることが

ある。患者が AD なのか，他の認知症かを判断せずに，対応・治療を開始することがままある。現場では認知症に関する患者情報が十分でなく，認知症の診断ができないことも多いが，与えられた情報の中で可能な限りの認知症疾患の推測をして，治療の戦略を立てることも求められる。前医がある場合には，診断や治療経過を聞き取るべきである。対象とするターゲットを決定しないで治療を開始すると，効率が悪く，患者にとって不利益が出ることもある。BPSD を訴えて専門医を受診する場合には，すでに徘徊・暴力などの重篤な BPSD に進展していることが少なくない。かかりつけ医が早い段階で BPSD の兆しを見出し対応することで，重篤な BPSD への進展を予防することが望ましい。

　以下に，AD・VaD・DLB・FTD に起こりやすい特徴的な BPSD について解説する。

I．アルツハイマー型認知症

　AD では病気の進行に応じて，さまざまな BPSD が出現する。例をあげると，MCI や初期の段階では，患者本人がもの忘れを自覚し，また認知機能の低下を周りの人から指摘され，自分の記憶が正しくないことへの不安から焦燥感・抑うつが出現し，怒り出すこともある。感情面は保たれているので，自分の健康が喪失していくことに伴い気分が落ち込んだり不安を感じたりする。

　認知症が進行してくると，言語を使ってのコミュニケーションが上手にできなくなり，セルフケア（着衣・入浴・排泄など）に介助が必要になる。適切なコミュ

D 認知症の行動・心理症状（BPSD）対応　107

ニケーションが行われないときや適切なケアが行われ
ない場合，易怒性・興奮・焦燥感が増し，時に暴力行
為・暴言・介護への抵抗につながる。医療スタッフが
困惑する行動異常には，徘徊・攻撃性・看護介護への
抵抗がある。病棟内で徘徊し他の患者の部屋に侵入し
たり，無断離院したりすることがあり，病院の管理上
の問題にもなり得る。攻撃的な行動としては，大声を
出し，看護・介護者や入院中の他の患者を責めるなど
の言語的な攻撃行動と，叩く・段る・蹴るなどの身体
的な攻撃・暴力行動がある。また被害的になることが
あり，時に妄想的内容に発展することもある。AD に
おいては記憶障害に関連して妄想が生じる。もの盗ら
れ妄想は，財布・通帳・印鑑などの患者が大切にして
いるものをどこにしまったかを忘れ，「誰かが盗んだ」
と訴える。「（介護する）家族が盗んだ」と主張するこ
とがあり，家族はこれに疲弊するため，病棟スタッフ
は家族への配慮も必要である。記憶障害による思い込
みが背景にあるため，薬物療法の効果が乏しいことが
多く，不安を取り除くためのケアが必要である。最近
はユマニチュードというフランスで考案されたケアが
あり，見る・話しかける・触れる・立つという4つの
方法を軸に対処することで，これらの BPSD を改善
することもいわれており，適切なコミュニケーション
を用いるケアを行うことで，BPSD が緩和されること
も多い。その他には，嫉妬妄想や迫害妄想などもよく
みられる。また鏡に映った自分を他人と認識して話し
かける鏡徴候などが出現する。また，アパシー[*1] も
比較的早期から高率にみられる。

ADL の悪化などに対しては ChEI の使用・増量を考慮する。BPSD に対しては，まずは環境調整などの非薬物療法から始め，必要に応じてメマンチンを考慮する（メマンチンは中等度の AD の認知機能障害の進行抑制の効果があり，また AD 患者の興奮や攻撃性を抑制する報告もある）[4]。

AD は他の認知症疾患と比べても，介護者の対応や環境調整によって，BPSD を緩和できる可能性が大きいといえる。

Ⅱ．血管性認知症

VaD は脳血管障害に関連して出現した認知症の総称であり，様々な病態・病因があり，単一の疾患ではない。記憶障害・自発性低下・意欲低下・無関心など様々な症状を呈する。まだら認知症を呈することが多く，脳血管障害の場所で症状が異なり，アパシーのようなうつ状態・脱抑制・感情失禁も多い。急性，階段状の発症もある。タイプに分けると，

① 大血管の閉塞により脳梗塞が多発して認知機能が低下する多発梗塞性認知症

② 小血管障害による広範な Binswanger 型白質病変と多発ラクナ梗塞認知症を合わせた小血管性認知症

③ 視床前部・内側視床・内包などの認知機能に重要な部位の梗塞による戦略部位の単一梗塞による認

[*1] アパシー：普通なら感情が動かされる刺激対象に対して関心がわかない状態。無気力・無関心・意欲の低下などがみられる。

知症

がある。様々な対応の脳梗塞の形態があるので，BPSD も伴う病変によって様々である。VaD に AD を合併している混合性認知症もある。MCI の段階の血管性認知障害もあるが，この時点であっても 85〜89％と高頻度に BPSD を生じているとされる[5,6]。

VaD の BPSD の中で，アパシーは重要な症状であり，リハビリテーションによる機能改善を阻害する因子である[7]。大血管梗塞による VaD では，アパシー・易刺激性・興奮が高頻度で，次いで抑うつ・不安がみられる[8]。小血管性認知症で生じる BPSD は，穿通枝の小血管病変に起因し（完全閉塞で多発ラクナ梗塞，低灌流で Binswanger 型白質病変になり，時に混在している），食行動異常・抑うつが高頻度で，次いでアパシー・不安がある[3]。大血管梗塞由来の VaD に比較してアパシーの頻度が高く，興奮や易刺激性が少ない[8]。これは多発性ラクナ梗塞や Binswanger 型白質病変は主に前頭葉で生じることから，前頭葉皮質下の辺縁系が障害されることに起因しているとされる[9]。戦略部位の単一梗塞による認知症では，認知機能に重要な部位が障害されることで認知症が生じる。このタイプでは抑うつ・食行動異常・不安が高度であるが，アパシーは低頻度である[5]。

脳梗塞は非常に多い疾患であり，病状が進行しないように脳血管性障害の治療を継続し，経過を観察することが大切である。

Ⅲ．レビー小体型認知症

　DLB では初期から幻覚・誤認・抑うつなどが AD より高頻度にみられ，妄想・アパシー・焦燥感・不安などの BPSD は AD と同程度にみられる。DLB の精神症状は，幻覚・誤認・妄想に大きく分類される。「Capgras 症状（家族・恋人・親友などが瓜二つの替え玉に入れ替わっているという妄想）」「幻の同居人（他人が自分の家に住み込んでいると確信する症状）」「重複記憶錯誤（「夫が二人いる」「自分の家が他にもある」）」は妄想に，「人物誤認」は誤認に含まれ，「実体意識性」は幻覚の近縁症状である。幻視は視覚連合野，誤認は辺縁−傍辺縁系，妄想は前頭葉の機能不全と関連することが示唆される。独特の生々しい幻覚，意識レベルの変動がある。

　DLB は特徴的な臨床症状がでそろった段階では診断はそれほど難しくはない。精神疾患との鑑別が問題になるのは，認知障害が軽度である初期の段階においてである。DLB の初期症状について，小阪は，

①　DLB は精神病症状で始まることが少なくなく統合失調症と診断・治療され，後に DLB と病理診断された例が報告されていること

②　抑うつ・不安・心気症状で発症し，うつ病・心気症・身体表現性障害と診断されたのちに認知障害・動作緩慢・易転倒性などが加わり DLB が疑われるようになる例があること

を指摘している[10]。このため初期・前駆状態では DLB と診断されることが難しい例があるため，中・高齢者の精神障害をみたら，DLB を頭に思い浮かべ

て対処することが大切である。

DLB の BPSD について，軽症例と中等症以降の例を比較した報告がある[11]。DLB には幻覚・妄想・焦燥・うつ・不安など様々な精神症状が認められ，中等症以降でこれら症状の出現頻回は増加するが，うつ・意欲低下・不安・易怒性などの症状は初期からすでに半数以上の例にみられ，また精神病症状や睡眠障害も半数近くの例にみられる。また DLB では，認知障害が現れるかなり以前から様々な症状がみられることが報告されている[12]。Donaghy らは，うつ症状は DLB の記憶障害よりも前の極早期に出現すると報告している。記憶障害をはじめとする認知障害が現れる以前にみられる症状を AD と比較した報告では，うつ・不安・意欲低下・睡眠障害などは DLB に有意に多く存在するとされ[10]，うつ症状は記憶障害が出現する約5年前に現れると報告している[13]。これらの報告から，DLB は初期から様々な精神症状を呈し，うつ病との鑑別困難な場合が多いことが考えられた。DLB と AD の BPSD を比較した報告では，嫉妬妄想・見捨てられ妄想・幻の同居人・替え玉妄想などの BPSD が DLB に多い[14]。AD では認知症が重度になるにつれて BPSD が悪化するが，DLB では認知症重症度がまだ低い病初期から激しい BPSD を認めることがあり，また重度に進行していっても BPSD の程度は変わらないという報告もある[14]。BPSD の治療は，基本は非薬物療法である。それでも対応が難しい場合に，薬物療法を考慮する。ドネペジル・抑肝散などの使用を考慮し，やむを得ず抗精神病薬を使用する場合は，ごく

少量に留めるように配慮する。精神科病院から高齢者うつ病患者が誤嚥性肺炎で搬送される例があるが，その後に DLB と診断される例が少なくない。このため，DLB が疑われた場合には，抗精神病薬を含めた薬物過敏性・過鎮静などに考慮をして，薬物を少量から丁寧に使用していく姿勢が重要である。

認知機能障害に対しては，ACh 起始核である Meynert 基底核などに Lewy 小体が出現し，コリン作動性神経が AD 以上に脱落していること，大脳皮質におけるコリンアセチルトランスフェラーゼ（choline acetyltransferase：ChAT）活性が AD 以上に低下していることなどの理由から，ChEI は DLB に対して，より効果的であると考えられている。

Ⅳ．前頭側頭型認知症

FTD は，行動障害型 FTD（behavioral variant FTD：bvFTD），意味性認知症（semantic dementia：SD），進行性非流暢性失語（progressive non-fluent aphasia：PNFA）を包括している[15]。FTD の初期の症状としては，聞いた単語の意味がわからない語義失語がある。不安や過度の従順性により，容易に周囲からの働きかけに順応し，悪質な勧誘にのってしまうことがある。また，「我が道を行く行動」が出現するが，これは周囲への関心・配慮が低下する。自分の欲求に素直に行動してしまい，他人や社会の秩序を守らない脱抑制症状を呈する。この結果，職場においては職場のルールを破り，迷惑行動が著しく，職を失うことがある。また，習慣に固執したり，決まった手順に沿っ

て行われる常同行為は，周囲からの助言も聞かずに迷惑行為となることがある。運転でも交通ルールが守れない「我が道を行く行動」になり，大事故につながることがある。この脱抑制や常同行為は早期から目立ち，性格変化とともに暴言・暴力などの攻撃的行為がみられる。進行すると言語機能はさらに低下し，ADL ができなくなってくる。常同行為に対してはフルボキサミン[16]や抑肝散の効果が報告されている。

V. まとめ

BPSD に対して使用される薬物の多くは，BPSD に適応をもたないことが多く，副作用が出現することも多いため，家族・本人に，「なぜこの薬物を使用するか」「使用後にいろいろな副作用が出る可能性がある」ことを説明してから用いることが望ましい。また症状が軽減してきたら，同じ薬物・同じ処方量を淡々と継続することなく，より副作用の少ない薬物への変更や薬物全体の量の減量を考慮し，身体・精神的な副作用の出現を最小限に抑える工夫が必要である。精神科リエゾンチームや DST などにおいて，多職種間で意見を交換し，全体的なコンセンサスを得ながら薬物調整するとよい。例えば，言語療法士（ST）など嚥下を専門的に観察する職種から誤嚥リスクの情報を共有してもらい，向精神薬の減量を考慮することも大事である。また1日の変動を観察している看護師から認知機能の日内変動の情報を得て，診断や薬物の時間ごとの調整に役立てることができる。

（高橋　晶）

◆ 参考文献 ◆

1) 高橋 智：易怒性，易刺激性．老年精神誌，22（増－Ⅰ）；115-120，2011.

2) BPSD 初期対応ガイドライン．服部英幸編：暴力．ライフサイエンス社，p.60，2012.

3) 高橋未央，山下功一，天野直二：アルツハイマー病の BPSD（特集 BPSD の疾患別特徴；AD, DLB, FTD）．老年精神誌，21：850-857，2010.

4) Wilcock, G. K., Ballard, C. G., Cooper, J. A., Loft, H.: Memantine for agitation / aggression and psychosis in moderately severe to severe Alzheimer's disease: a pooled analysis of 3 studies. Journal of Clinical Psychiatry, 69（3）；341-348, 2008.

5) Gupta, M., Dasgupta, A., Khwaja, G. A., Chowdhury, D., Patidar, Y., Batra, A.: Behavioural and psychological symptoms in poststroke vascular cognitive impairment. Behavioural Neurology, 2014: 430128.

6) Chiu, P. Y., Liu, C. H., Tsai, C. H.: Neuropsychiatric manifestations in vascular cognitive impairment patients with and without dementia. Acta Neurologica Taiwanica, 16（2）；86-91, 2007.

7) Hama, S., Yamashita, H., Shigenobu, M., Watanabe, A., Hiramoto, K., Kurisu, K. et al.: Depression or apathy and functional recovery after stroke. International Journal of Geriatric Psychiatry, 22（10）；1046-1051, 2007.

8) Staekenborg, S. S., Su, T., van Straaten, E. C., Lane, R., Scheltens, P., Barkhof, F. et al.: Behavioural and psychological symptoms in vascular dementia: differences between small- and large-vessel disease. Journal of Neurology, Neurosurgery, and Psychiatry, 81（5）；547-551, 2010.

9) Tekin, S., Cummings, J. L.: Frontal-subcortical neuronal circuits and clinical neuropsychiatry: an update. Journal of

Psychosomatic Research, 53(2); 647-654, 2002.

10) 小阪憲司：レビー小体型認知症の初期．朝田隆編：軽度認知障害（MCI）－認知症に先手を打つ．中外医学社，p.264-268, 2007.

11) Borroni, B., Agosti, C., Padovani, A.: Behavioral and psychological symptoms in dementia with Lewy-bodies (DLB): frequency and relationship with disease severity and motor impairment. Arch. Gerontol. Geriatr., 46(1); 101-106, 2008.

12) Chiba, Y., Fujishiro, H., Iseki, E., Ota, K., Kasanuki, K., Hirayasu, Y. et al.: Retrospective survey of prodromal symptoms in dementia with Lewy bodies: comparison with Alzheimer's disease. Dement. Geriatr. Cogn. Disord., 33 (4); 273-281, 2012.

13) Fujishiro, H., Iseki, E., Nakamura, S., Kasanuki, K., Chiba, Y., Ota, K. et al.: Dementia with Lewy bodies: early diagnostic challenges. Psychogeriatrics, 13(2); 128-138, 2013.

14) 橋本 衛：アルツハイマー病の BPSD：DLB との比較（認知症治療と将来を見据えた支援のあり方）－（トラックセッション アルツハイマー病の診断の進歩とその病態のバリエーション）．老年精神誌，24(298)；79-86, 2013.

15) 小森 憲，原 祥，柴 珠：前頭側頭型認知症の BPSD とその対応－意味性認知症の理解とその対応について（特集 BPSD への包括的対応を考える：予防的対応と発現機序に基づいた対応法の構築）．老年精神誌，26(11)；1234-1245, 2015.

16) Ikeda, M., Shigenobu, K., Fukuhara, R., Hokoishi, K., Maki, N., Nebu, A. et al.: Efficacy of fluvoxamine as a treatment for behavioral symptoms in frontotemporal lobar degeneration patients. Dement. Geriatr. Cogn. Disord., 17 (3); 117-121, 2004.

E　コンサルテーションの実際と連携

1. 精神科リエゾンチーム

Summary

❶　一般病院で認知症患者に対して加算可能なチーム加算には,「精神科リエゾンチーム加算」と「認知症ケア加算1」がある。

❷　「精神科リエゾンチーム加算」と「認知症ケア加算1」では,加算可能となる要件が異なる。

❸　チームは主治医と協力して,あるいは主治医や病棟看護師をサポートして,BPSDやせん妄を予防・治療する。

❹　患者が退院した後にも,安全・安心に生活できるように,患者家族や介護者と相談して,生活基盤が整えられるように支援する。

Ⅰ. チーム医療の目的と必要性

　一般病院において,コンサルテーション・リエゾン精神医療は,従来は精神科医が一人で行うことが多かったが,近年は多職種によるチーム医療で実践する形が一般的となっている。これは,精神医療の専門分化・高度化・標準化などに対応するためであると同時に,常勤の精神科医不足・過重労働の軽減にも役立っている。精神医療は,患者の身体面も視野に入れての診療が重要なことはいうまでもなく,さらに患者の性

格面・人間関係・社会面・生活面なども含めて，いわゆる全人的な医療を実践しなくてはならない。この目的を達成するためには，専門の異なる複数の職種でのチーム医療が，より有効であることは明らかであろう。ただし，チーム医療がその有効性を発揮するには，いくつかの条件がある。その重要な条件は，チームを構成するメンバー間の連携・情報交換が適切に行われることであり，さらにはチームを統括できるリーダーの存在である。もう1つの重要な条件は，チームによる精神医療の介入を受ける身体科の医師との連携と信頼性の存在・構築である。従来の精神科医個人によるリエゾンは，身体科主治医からの依頼・要請に基づくことが前提であることが多かった。しかし，近年のチームによる介入は，主治医の意志とはあまり関係なく，患者の精神面の病状と病院組織の規定・意志によって，かなり自動的にリエゾン介入が実施される場合が増えてきているのが現状であろう。このように，好むと好まざるとにかかわらず，組織横断的に介入せざるを得ない場合もあるリエゾンチームが，主治医との連携・信頼性を欠いた状態になれば，臨床の現場はどうなるであろうか。もしも，これらの条件が満たされない場合は，チーム医療はかえって有害なものともなり得るという認識が必要である。

Ⅱ. 精神科リエゾンチームの実際

2012年度の診療報酬改定で，一般病院には精神科リエゾンチームによる診療加算が新設された。これにより，一般病院に何らかの身体疾患のために入院した

患者に合併した精神的な疾患や症状に対し，精神面での適切なケアがよりスムーズに提供される契機となった。精神科リエゾンチームの対象は，①統合失調症などの精神疾患を有する患者，②自殺企図で入院した患者，③せん妄や抑うつを有する患者，である。また，精神科リエゾンチームは，

① 初回診察時に診療実施計画書を作成する

② 週1回程度のカンファレンス・ラウンドを実施して，治療評価書を作成する

③ 治療終了時や退院時指導を行い，治療評価書を作成する

④ 退院後も継続的な精神科医療が必要な場合，紹介先に診療情報提供書などを作成する

などが義務づけられている。精神科リエゾンチームの編成要件としては，5年以上の経験を有する専任の精神科医，精神科医療に専門性の高い適切な研修を修了した専任の常勤看護師，精神医療に3年以上の経験のある専従の常勤精神保健福祉士・常勤OT・常勤薬剤師または常勤臨床心理士のいずれか1人，の合計3職種は必須である。

これと並行して，日本社会の超高齢化に伴い，総合病院に入院した高齢者や認知機能に問題のある患者の診療が，その行動心理症状やせん妄のために十分に実施できなくなる事案が多くなり，重大な社会問題となっていた。この問題を解決するために，病棟における認知症患者への対応力とケアの質的向上を図るために，これらの患者に特化した新たなリエゾンチームの設置が求められた。こうして，2016年度の診療報酬

の改定では，一般病院に入院中の認知症患者やせん妄を起こした患者に対するチームケア加算（認知症ケア加算 1）が新設された。これ以降，多施設で，認知症患者に対するリエゾンを目的とするチームが設立されるようになった（各施設によって，このチームの名称はいろいろだと思われるが，当マニュアルでは「認知症サポートチーム・DST」とする）。筆者の勤務する総合上飯田第一病院（以下，「当院」）では，その 6 年前の 2010 年に，名古屋市第一号の認知症看護認定看護師[*1] が誕生したのを契機に，全国でもさきがけとなるべく，筆者を代表・委員長として，医師・認定看護師（Certified Nurse：CN）と病棟リンクナース[*2]・薬剤師・OT・管理栄養士・歯科衛生士・MSW の 7 職種で構成される DST を創設した。チームの名称と同様に，構成メンバーも施設ごとに多少の違いはあるだろうが，おおむね上記の職種などから構成されていると思われる。診療報酬上の規定では，認知症診療に精通した専任の常勤医師，認知症看護の適切な研修を修了した専任の常勤看護師，専任常勤の社会福祉士または精神保健福祉士，の 3 職種が必須である。ちなみに，2018 年 3 月現在の当院の DST は，一般病院連携（リエゾン）精神医学専門医[*3]・認知症専門医などの

[*1] 認知症看護認定看護師（Certified Nurse in Dementia Nursing）：日本看護協会の認定看護師認定審査に合格し，認知症看護分野において熟練した看護技術と知識を有することが認められた看護師のこと。

[*2] リンクナース：専門チーム・委員会と病棟看護師をつなぐ（リンクする）役割をもつ看護師のこと。

[*3] 一般病院連携（リエゾン）精神医学専門医：日本総合病院精神医学会が認定する専門医のこと。

資格を有する筆者の他に，日本老年医学会の老年病専門医研修を修了した内科医師1名，認知症看護CNの資格を有するナースが2名，各病棟のリンクナースが計9名，その他の上記職種が各1名の合計18名から成る大所帯のチームである（当院は，名古屋市北区にある6病棟制・病床数236床の包括医療費支払い制度方式を採用している民間総合病院である。精神科病床はない）。

一般病院が「認知症ケア加算1」を得る条件としては，

①　病棟においてDSTと連携して認知症の悪化を予防し，身体疾患の治療を円滑に受けられるよう看護計画を作成し，計画に基づいて実施し，その評価を定期的に行うこと

②　看護計画作成の段階から退院後の必要な支援について患者家族を含めて検討すること

③　DSTは週1回程度のカンファレンス・ラウンドを実施し，患者家族および病棟職員に助言を行うこと

④　DSTは職員を対象として認知症患者のケアに関する研修を定期的に開催すること

が定められている。

なお，施設基準などを整備して届け出が受理されていれば，認知症患者がせん妄を起こした場合，精神科リエゾンチーム加算か，認知症ケア加算1か，どちらかの診療報酬上の加算が可能となる。どちらの加算を申請するかは，それぞれの施設の状況・条件・方針や精神科リエゾンチームの構成などで決まってくることが多いであろう。

Ⅲ．認知症サポートチームにコンサルトすべき病態

　先述したように，DST の対象患者は認知症高齢者である。具体的には，「認知症高齢者の日常生活自立度判定基準」[*4] におけるランクⅢ以上に該当する者とされている。したがって，認知症ケア加算を算定するためには，入院後に速やかに日常生活自立度の判定を実施することが必要である。一般的には，この判定により，DST にコンサルトすべきかどうか，ほぼ自動的に決定されることが多いと思われる。いうまでもなく BPSD やせん妄は，発生前に予防策を検討・準備・実施しておくことが重要だからである。

　これ以外で DST にコンサルトすべき病態は，入院時の認知症患者の自立度ランクにかかわらず，せん妄が生じた場合である。もっとも，せん妄と BPSD の区別は，専門家でも難しいことがある。せん妄や BPSD が起こった場合には，望ましいことではないが，抗精神病薬を含む向精神薬療法や身体拘束を実施せざるを得ない場合がある。このような場合には，チームでの介入は必須といえよう（認知症ケア加算 1 を得る条件として，「身体(的)拘束の実施基準の手順書の作成」が義務づけられている）。なお，身体(的)拘束を実施した場合，「認知症ケア加算は所定点数の 100 分の 60 に相当する点数を算定する」ことが定められている。

[*4] 認知症高齢者の日常生活自立度判定基準：認知症高齢者にかかる介護負担の大きさをレベルで分類するための基準。8 段階（レベル・ランク）に分類される。

Ⅳ. 精神科リエゾンチームにコンサルトすべきタイミング

DSTによる介入は，認知症高齢者の日常生活自立度判定によって，ほぼ自動的に決まることが多いことは前述の通りだが，精神科リエゾンチームの介入の段取りは，各施設で異なっていると思われる。精神科リエゾンチームが病棟から情報を集めて介入の必要性を判断して，身体科主治医に精神科リエゾンの介入依頼を勧告するシステムのところもあれば，病棟ナースや薬剤師が直接に精神科リエゾンチームに介入依頼できるところもある。DSTのように，入院する患者の状態を病棟とチームが評価をして，必要性を認めた場合には，ほぼ自動的に介入できるのが理想的ではあろうが，実際に精神科リエゾンチームにコンサルトするタイミングは，それぞれの施設の規模，連携体制などの条件によって制約されざるを得ないと思われる。なお，精神科リエゾンチーム加算では，1週間あたりの算定患者数は，1チームにつきおおむね30人以内と定められている。

Ⅴ. 精神科リエゾンチーム設置の意義

繰り返しになるが，精神科リエゾンチームの重要な役割の1つは，精神疾患を有する患者や認知症高齢者が身体疾患を発症して一般病院に入院した際に，その検査・診断・治療・看護・リハビリテーションが支障なく実施されるようにサポートすることである。認知症高齢者は，入院による環境の変化・身体的精神的負荷・身体疾患の影響などにより，容易にBPSDやせ

ん妄を発症する。発生したBPSDやせん妄は，しば
しば入院の目的を阻害する。このBPSD・せん妄の予
防と治療は，基本的には入院の原因となった身体疾患
の主治医が主体となって実施するべきものだが，精神
科リエゾンチームは主治医と協力して，あるいは主治
医や病棟看護師をサポートして，BPSDやせん妄を
予防・治療する。さらに，患者が退院した後にも，安
全・安心に生活できるように，患者家族や介護者と相
談して，生活基盤が整えられるように支援する。この
活動によって，患者だけでなく，家族や介護者もサポー
トしなくてはならない。

(鵜飼　克行)

2. 地域連携

Summary

❶ 地域包括ケアシステムとは，それぞれの地域に
おいて，地域の特性に応じて，医療・介護を含
む統合ケアを提供することができるシステムを
意味している。

❷ 認知症ケアパスとは，医療・介護を含む多様な
サービスを，地域の中で，ステージに応じて，
適時・適切に利用できるようにするためのガイ
ドである。

❸ 認知症初期集中支援チームの役割は，地域の中
で認知症の総合アセスメントを行い，診断への
アクセスを確保し，本人・家族の視点に立って，
統合ケアの導入を調整することにある。

❹ 認知症の医療の質の向上に向けて，かかりつけ医，認知症サポート医，認知症疾患医療センター，一般病院，精神科病院，救急医療，在宅医療，終末期医療における取り組みが進められている。

Ⅰ．はじめに

認知症は，何らかの脳の病的変化によって認知機能が障害され，それによって生活に支障が現れた状態であるが，それと同時に，様々な身体的・精神的・社会的な生活課題を伴って臨床像が複雑化しやすい点にその特徴がある。また，出現する生活課題はステージに応じて多様化する。複雑化の進展を回避し，本人や家族の生活を継続できるようにするためには，適時・適切な診断と，ステージに応じた生活課題に対応できる統合ケアの提供が不可欠である。

Ⅱ．地域包括ケアシステム

このような考え方が，地域包括ケアシステムの理念に一致する。地域包括ケアシステムとは，「地域のニーズに根ざし，その地域の人々の信念や価値観に合わせ，その地域の人々の参加によって保障されるケアシステム」と「異なる組織間のケアの連携・協調によって，ケアの分断を減らすことを目指したケアシステム」を結合させたものである[1]。すなわち，それぞれの地域において，地域の特性に応じて，医療・介護を含む統合ケアを，ステージに応じて提供することができるシステムを意味している。

Ⅲ．認知症ケアパス

　認知症ケアパスとは，それを実現するための戦略的な試みの1つである。一般に，ケアパス（Care Pathway）とは，ある特定の診断を受けた人が，一定期間，適切なときに，適切な場で，適切な医療を受けることができるようにするための手引き（ガイド）をいう。もともとは外科的疾患などの急性期疾患に対して，科学的エビデンスやベストプラクティスに関するコンセンサスに基づいて開発されたものであるが，今日では医療だけではなく，医療・介護を含む多様なサービスを，地域の中で，ステージに応じて，適時・適切に利用できるようにするためのガイドが求められるようになった。国際的には統合ケアパス（Integrated Care Pathway：ICP）と呼ばれている。認知症ケアパスとは，認知症のための統合ケアパス（ICP for Dementia）にほかならない。認知症施策推進総合戦略（新オレンジプラン）[2]では，すべての市町村に認知症ケアパスの作成を求めている。

Ⅳ．認知症初期集中支援チーム

　認知症の初期段階において，適時・適切な診断と統合ケアの提供を可能にするには，認知症ケアパスの入り口に，認知症の診断と統合ケアの調整を可能にする仕組みが必要である。ここには，従来から，かかりつけ医，認知症サポート医，認知症疾患医療センターなどの医療サービスと地域包括支援センターという調整機関が存在するが，これらは必ずしも相互に連携して統合ケアの導入を調整できるように設計されていな

い。新オレンジプランに示される認知症初期集中支援チームは，これら医療サービスと地域包括支援センターが統合的に機能できるようにするための政策的統合と理解することができる。

認知症初期集中支援チームとは，地域包括支援センターなどを拠点にして，認知症サポート医と医療系・介護系の専門職で構成される多職種協働チームが，相談に応需し，情報を収集し，アセスメント，家庭訪問，チーム員会議を行い，認知症疾患医療センターやかかりつけ医と連携しながら，初期集中支援を実践するというものである[3]。その役割は，地域の中で，①認知症の総合アセスメントを行い，②診断へのアクセスを確保し，③本人・家族の視点に立って，統合ケアの導入を調整することにある[4]。

V．かかりつけ医，認知症サポート医

かかりつけ医は，認知症のプライマリケアを提供する医療サービスである。プライマリケアとは，①人々が最初にアクセスできる場で（近接性），②各人が抱えるヘルスケアニーズの大部分に責任をもって対応し（責任性，包括性），③急性疾患，多様な慢性疾患，精神疾患がある場合には必要に応じて他のサービス提供機関のサービスを調整し（協調性），④家族や地域とのつながりの中で（文脈性），⑤長期にわたるパートナーシップを築くことである（継続性）[5]。厚生労働省は，①認知症の早期発見・早期対応，②日常の医学的管理，③本人・家族支援，④多職種連携の役割を担う「かかりつけ医」の強化を目指して，2005 年から「認

知症サポート医養成研修事業」を，2006年から「か
かりつけ医認知症対応力向上研修事業」を開始した
（両者を合わせて「認知症地域医療支援事業」と呼ぶ）。
2017年7月に改訂された新オレンジプランの数値目
標では，2020年度末までに，かかりつけ医認知症対
応力向上研修事業受講者を75,000人に，認知症サポー
ト医養成研修受講者を10,000人にするという目標を
掲げている。

　ここでいう「認知症サポート医」とは，認知症にか
かる地域医療体制構築の中核的な役割を担う医師であ
り，①かかりつけ医認知症対応力向上研修の企画立案，
②「かかりつけ医」の認知症診断などに関する相談役・
アドバイザー，③地域医師会と地域包括支援センター
との連携づくりへの協力がその役割とされている。し
かし，認知症サポート医については，地域の中でその
役割が明確化されてなく，周知されていない，といっ
た課題も存在する。先述した認知症初期集中支援チー
ムとの関係を考慮すれば，多職種協働のもとで認知症
支援コーディネーションの一翼を担う医師として，認
知症サポート医の役割を明確化していく必要があるか
と思われる。

　なお，新オレンジプラン[2]では，かかりつけ医のみ
ならず，歯科医療機関や薬局においても，日常業務
の中で認知症に気づき，かかりつけ医と連携して，認
知症の人の状況に応じた口腔機能の管理や服薬指導な
どを実践することができるよう，2016年度より歯科
医師・薬剤師の認知症対応力向上研修を開始してい
る。2020年度末までに，歯科医師22,000人，薬剤師

40,000人の研修受講が数値目標とされている。また，認知症に対する主治医機能の評価については，2016年度診療報酬改定で，「認知症地域包括診療料1,515点（月1回）」，「認知症地域包括診療加算30点」，認知症サポート医の連携機能については，2018年度診療報酬改訂で，「認知症サポート指導料450点（6か月に1回）」が創設された。

Ⅵ．認知症疾患医療センター

認知症疾患医療センターは，「保健医療・介護機関等と連携を図りながら，認知症疾患に関する鑑別診断とその初期対応，BPSDと身体合併症の急性期治療に関する対応，専門医療相談等を実施するとともに，地域保健医療・介護関係者への研修等を行うことにより，地域において認知症に対して進行予防から地域生活の維持まで必要となる医療を提供できる機能体制の構築を図ること」を目的とする専門医療サービス（セカンダリケア）である。改訂された新オレンジプランでは，2020年度末までに500か所の認知症疾患医療センター設置が目標とされている。

また，新オレンジプランでは，「認知症疾患医療センターについては，都道府県ごとに地域の中で担うべき機能を明らかにした上で，認知症疾患医療センター以外の鑑別診断を行うことができる医療機関と併せて，計画的に整備していく」とされている。この文言は重要である。なぜならば，地域によって，現存する医療資源，医師の数，管轄する圏域の面積，高齢者人口は大きく異なるからである。例えば，人口規模の大

きな東京都では、「地域拠点型」「地域連携型」という
独自の類型を設け、二次保健医療圏域単位には「地域
拠点型」、区市町村単位には「地域連携型」を設置し、
「地域連携型」には専門医療と地域連携推進、「地域拠
点型」には、これに加えて人材育成の役割を求めてい
る。都道府県は、地域の実情に応じた認知症疾患医療
センターのあり方を検討し、その質を確保するための
事業を実施する必要があり、政府は、それを可能にす
る柔軟な制度設計を講じる必要がある。
　なお、認知症疾患医療センターとかかりつけ医との
連携による診断の評価として、「認知症専門診断管理
料1（基幹型または地域型：700点、連携型：500点）」
が設けられている。

Ⅶ．救急医療

　高齢であるということが救急事例化のリスクを高
め、認知症であるということがそのリスクをさらに高
めている[6]。今や、すべての救急医療機関が、認知症
高齢者の救急医療に積極的に取り組まなければならな
い時代にある。しかし、一般救急医療の現場では、「医
療を受ける側」も「医療を提供する側」も、認知症の
救急医療について様々な困難を感じているという実態
がある。
　2013年度に武田らが実施した、認知症の人と家族
の会を対象とする調査[7]では、認知症の人の入院にお
いて「問題があった」とする家族は51％であり、そ
の内容で頻度が高かったのは「家族の付き添いを求め
られた」「身体拘束された」「身体機能が低下し介護が

大変になった」「有料個室に入院することを求められた」であった。また，救急告示病院を対象とする調査[7]では，その94%が認知症患者の身体救急疾患への対応が「困難である」と感じており，その理由として頻度が高かったのは，「転倒・転落の危険がある」「意思疎通が困難」「検査・処置への協力が得られにくい」「頻回の訴えやナースコールがある」「病状や症状を聴取しにくい」「退院先が決まりにくい」であった。

　新オレンジプラン[2]には認知症の救急医療に関する記述がない。しかし，認知症をもつ高齢者に対応できる救急医療体制の整備は喫緊の課題である。今や，すべての救急医療機関において，病歴・症状評価，検査・処置，本人への説明，安全確保，入院期間中の環境調整，退院支援などにおいて，認知症に対応できる態勢確保が求められている。

Ⅷ．一般病院における入院医療

　日本総合病院精神医学会が実施した，一般病院（一般病床）入院中の65歳以上高齢者949人を対象とする調査[8]によれば，「認知症の診断歴がある」「レセプトに認知症の診断名がある」「抗認知症薬が投薬されている」のいずれかの条件を満足する人は166人（17.5%），CGAで「認知症疑い」（3単語即時再生課題または遅延再生課題の回答が不可または不能）の人が496人（52.3%）であった。このことから，未診断の人を含めれば，一般病院（一般病床）入院中の高齢者における認知症出現頻度は20〜50%程度であろうと推計される。

身体合併症のために一般病床に入院する認知症の医療では，BPSDとせん妄の管理が課題となる。一般病棟に入院する患者の精神状態を把握し，精神科医や専門性の高い看護師を含むチームで精神科専門医療を提供し，症状の緩和と早期退院を推進することを目的に「精神科リエゾンチーム加算」が設けられている。しかし，認知症疾患医療センターを対象とする調査では，一般病院の67.3％において医療相談室のチームが一般病床に入院する認知症患者のケースワークを行っているにもかかわらず，精神科リエゾンチーム加算を算定している病院が14.8％に留まっていた[9]。その要因の1つは人員に関する施設基準の厳しさにあった（2016年度診療報酬改定において施設基準は緩和され，加算が200点から300点に引き上げられた）。

なお，身体疾患のために入院した認知症患者に対する病棟における対応力とケアの質の向上を目的に，病棟でのケアと多職種チームの介入を評価する「認知症ケア加算1：150点（14日以内），30点（15日以降）」「認知症ケア加算2：30点（14日以内），10点（15日以降）」，退院にあたって，医療ニーズが高い患者が安心・安全に在宅療養に移行し，在宅療養を継続できるようにするために，退院直後の一定期間，退院支援や訪問看護ステーションとの連携のために入院医療機関からの訪問指導を行う「退院後訪問指導料580点」「訪問看護同行加算20点」が設定されている。

IX．精神科病院における入院医療

認知症の医療において，精神科医療は本質的に重要

な役割を果たしている。しかし，認知症の精神科医療では，精神科病院における長期在院化など，多くの課題があるのも事実である。筆者ら[9]の認知症疾患医療センターを対象とする調査においても，認知症関連疾患で入院後2か月以内に退院できる患者の割合は，一般病院では72%，精神科病院では31%という違いを認めた。前田ら[10]の認知症治療病棟を対象とする調査では，平均在院日数は722日，平均在院日数が1年以下の病棟は約3分の1であったと報告されている。しかし，その大部分は一般病院・診療所・介護施設からの入院であり，入院の主たる理由は，一般病院，介護施設，自宅で対応困難なBPSDであり，身体合併症や社会的な困難がしばしば併存している点に注目する必要がある。

単身，家族の介護力の限界，生活困窮，BPSD，身体合併症など様々な生活課題を抱える認知症の人々の居場所が極めて少ないという現実がある。実際，認知症治療病棟から退院できない理由も，BPSD，家族の受け入れ拒否，施設入所待ちが約8割を占めると報告されている[10]。

先述したように，臨床像が複雑化する前に，それを予防する認知症初期支援体制の整備が急務であることに変わりはないが，複雑な生活課題をもつ認知症の人が地域の中で暮らし続けることを可能にする「居住支援」「生活支援」「在宅医療・介護」の体制整備は，今日の精神科医療が直面している現実的な課題である。実際，社会サービスが限られている人口規模の小さな中山間地域においては，精神科病院が認知症とと

もに暮らせる地域づくりに寄与している例も少なくない[11,12]。

X. 在宅医療

認知症が中等症から重度になると，身体的 ADL の低下が進行し，在宅医療・介護連携による統合ケアが，かかりつけ医療の基本型になる。すなわち，①入院医療機関と在宅医療に関わる機関との協働による退院支援，②多職種協働による患者・家族の生活支援という観点からの医療の提供，緩和ケアの提供，家族支援，③在宅療養者の病状の急変時の緊急往診と入院病床の確保，④住み慣れた自宅や介護施設など，患者が望む場所での看取りが求められる[13]。厚生労働省は，在宅医療を推進するために，在宅医療・介護推進プロジェクトチームを省内に設置し，診療報酬や介護報酬による在宅医療の強化を行い，在宅医療・介護連携のための市町村ハンドブック[14]を作成し，多職種連携のための研修会[15]を開催してきた。

臨床像の複雑化によって，在宅生活が困難になる認知症の人は少なくない。認知症とともに暮らせる「住まい」と「生活支援」の確保を前提に，「在宅医療」と「在宅介護」のベストミックスが利用できる地域社会を，それぞれの地域において，地域に暮らす人々が参加して，"地域発"の試みとして創り出していくことが，わが国の認知症施策の根幹的な課題となっている。

XI. 終末期医療

新オレンジプラン[2]では，「人生の最終段階にあっ

ても本人の尊厳が尊重された医療・介護などが提供されることが重要であり，その在り方について検討を進める」と記されている。意思能力が不十分な場合，延命処置を含む終末期の医療を，誰が，どのようにして決定すべきか。新オレンジプランでは，「多職種協働により，あらかじめ本人の意思決定の支援を行っておくなどの取組を推進する」と記されている。認知症の本人の終末期医療は，長い人生の旅路を，認知症とともに生きる本人の権利を守るという立場に立って，本人とともに歩んできた人々との間で支えられるものであろう。それを可能とするような人々のつながりを創り出すことが，これからの認知症の地域連携の課題かと思われる。

（粟田　主一）

3. 医療相談室

Summary

❶ 患者・家族に生じる不安，問題および関係諸機関からの相談窓口である。

❷ 入院早期より，身体・心理・経済・社会といった多面的観点からのアプローチを行い，今後の予測，利用可能な社会資源の情報を提供する。

❸ 情報供給する社会支援は，介護保険制度，成年後見制度，障害者手帳，種々の経済的支援制度といったものである。

認知症と診断された患者・家族には，これから病気はどうなるのか，これまで通りの生活はできるのかなど，様々な戸惑いや不安が生じる。医療や介護サービスへのアクセス方法，どのような支援を受けることができるのかを早めに理解することは，その後の生活に対する安心感につながる。がん相談の場合，がん診療連携拠点病院では相談支援センターの設置が義務づけられ，要件および業務内容が規定されている。認知症に関しては，認知症疾患医療センターにその役割が振られており，一般病院における認知症の相談支援に明確な規定はなされていない。

I．医療相談室とは？

認知症に罹患したことによって生じる患者本人・家族の不安，悩み，種々の問題に対応するセクションである。また患者・家族のみならず関係諸機関からの相談窓口でもある。患者・家族が住み慣れた地域で安心して医療・介護サービスを受けながら生活できるように支援することを主眼とする。医療相談室は各施設で違いはあるが，MSW・心理相談員・看護師などで構成される。

医療相談室が認知症患者・家族に対応する内容は以下の通りである。

(1) 身体的観点：①認知症の理解，認知症の病期に応じた療養環境の調整，BPSD の相談・関わり方，②セカンドオピニオン

(2) 心理的観点：以下に伴う精神的不安（認知症の病態進行，家族自身の病気の受容，生活の変化）

E コンサルテーションの実際と連携　137

(3) 経済的観点：医療費や生活費といった経済的問
題，利用できる障害年金や福祉制度

(4) 社会的観点：①家族や職場などの人間関係，家
族内の意見の不一致，②退院後の生活について，
在宅療養時の介護の悩み，③転院や施設入所に関
する相談，④虐待が疑われるケース

医療相談室は，上記のような多面的アプローチを行
いながら，認知症になったらどうするか，認知症患者
へどう接すればよいかなど，専門的かつ具体的な相談
に応じている。認知症の有病率は高齢になればなるほ
ど高くなり，身体疾患の合併も増える[16]。身体症状と
精神症状は互いに影響し合う場面が多く，認知症患者
の対応の困難さにもつながっている。主治医・看護師・
精神科リエゾンチーム・DST と医療相談室が必要な
情報を共有し協同することが重要である。患者・家族
の不安を解消するには，正確な病状把握・今後の予測・
使用し得る社会資源などの情報が早期から適切に案内
されることが望ましい。

◆ **認知症ケースに対応する上で入院早期に把
握しておくべきこと**

1. 入院に至った（身体）疾患の病状に
ついて。

2. 認知症について患者・家族はどのよ
うに理解しているのか。

3. 認識や希望にずれがあればそれを把
握し，修正へつなげる。

Ⅱ. 認知症患者の社会的資源の利用

医療相談室が情報を供給する「認知症患者にとって必要な社会支援」には以下のようなものがある。

● 介護保険制度（市町村介護保険・高齢福祉担当課）：認知症の支援を有効活用するためには介護保険認定が必須である。また認知症の診断および状態像によっては介護度が増すことも情報供給する。本人および家族の同意のもと，退院を見据えて可及的速やかに申請することが望ましい。介護度が決定するまでにはある程度の日時を要するが，サービスはみなし利用で行われることも多い。ケアプランを作成するケアマネジャー・地域包括支援センターとも情報共有，協働をする。

● 成年後見制度（p.87，「C 入院時評価・対応 3. 治療同意の注意点 Ⅳ. 成年後見制度」の項を参照）：認知症患者が意思決定困難となった場合，権利侵害など不利益を受けないよう家庭裁判所に申し立てをして，援助してくれる人（後見人）をつけてもらう制度。今後の病状進行の見通しや周囲のサポート体制を見極め，適切な時期に手続きが必要である。認知症の重症度による判断能力の程度に応じて後見，補佐，補助の3類型に審判される。金銭面の管理や治療の決定など，患者だけで行うことはできなくなる。

● 障害者手帳：精神障害者保健福祉手帳を申請取得することで，税制上の優遇措置を受けることができ，各種料金の割引や施設利用といった福祉サービスも受けられる。血管性認知症で麻痺が残遺す

るような場合は身体障害者手帳の申請対象となる。

- 経済的保障制度（市町村障害福祉担当課）
- 傷病手当金：健康保険加入者は病気・けがで仕事を休んだ場合に給料の3分の2が支給される。
- 雇用保険の傷病手当：雇用保険から支給される「基本手当（失業手当）」受給中，「動けない状態」が15日以上の場合「基本手当」の代わりに支給される。
- 労災保険
- 障害基礎年金：病気・けがが原因で障害が残った方に，その障害の程度によって給付される。
- 障害厚生年金，障害共済年金：病気・けがが原因で障害が残った方に，その障害の程度によって障害基礎年金に上乗せして給付される。
- 特別障害者手当：20歳以上で著しい重度の障害があるため日常生活に常時特別な介護が必要な方。身体障害者手帳1，2級程度又同等の疾病，精神障害の方。
- 重度心身障害者手当：心身に重度の障害を有し，かつ日常生活において常時複雑な介護が必要な方。
- 医療費助成制度：医療費控除，高額療養費制度，高額介護サービス費[*5]，高額介護合算療養制度[*6]，自立支援医療

[*5] 高額介護サービス費：介護保険を利用して，1か月に支払った自己負担額の合計が一定金額を超えたとき，申請をすることで超過した額が払い戻されるという制度。国の制度に基づき各市町村が実施するもので，個人の所得や世帯の所得に対して上限が異なる。

● 生活保護（市町村福祉事務所（福祉課））：当該ケースの経済状況により申請。
● 認知症疾患医療センター（p.129，「2．地域連携 Ⅵ．認知症疾患医療センター」の項を参照）：認知症の鑑別診断，専門的治療，医療相談室も認知症に特化。

Ⅲ．その他の役割

　一般病院入院中には認知症の鑑別診断は困難なことが多く，退院後は専門医などへの受診が必要となる。そのための情報を集約しておくのも医療相談室の役目である。認知症の専門相談と初期対応，身体合併症・BPSDへの対応，地域連携の推進，専門医療・地域連携を支える人材の育成，情報発信の課せられた重要機関といえる。

（竹内　文一）

4．退院調整

> **Summary**
>
> ❶ 患者・家族の病状理解，退院後の療養の希望を把握し，患者の尊厳に配慮して自己決定の支援を行う。
> ❷ 入院時より退院後の生活を予測し，多職種で情

[*6] 高額介護合算療養制度：同一世帯内に介護保険受給者がいる場合，1年間にかかった医療保険と介護保険の自己負担額の合算額が自己負担限度額を超えたとき，超過分が医療保険，介護保険の比率に応じて支給される制度。

報共有しながら話し合いを重ね，病状の変化に合わせて患者・家族の心理的援助を併行する。

❸ 在宅退院の場合，患者の病状安定のみならず主介護者の支援を十分に行うため，地域のリソースを有効活用する手はずを整える。可能な限り退院前カンファレンスを開催。

❹ 対応困難な BPSD を含め医療依存度が高く，転院や施設への退院が選択される場合も，転院後に生じる事態を予測した対処が不可欠である。

患者・家族が病気を理解し，退院後どこで療養し・どう生活を送るかを自己決定するための支援を行う。この自己決定の実現に向けて，社会保障制度や社会資源につなぐマネジメントを行い退院調整をはかる[17]。

I．入院早期からの退院支援

在院日数の短縮化を目的として，医療管理・処置が必要な状況での退院といったケースも増えている。認知症患者が退院後も安心して療養生活を送れるようにするには，退院支援は必須である。退院調整は，退院が決まってから始めても後手に回ることが多い。入院時より退院後の生活を予測し，早期のアセスメントを踏まえ，院内および地域との調整をはかるべく退院調整看護師・MSW がこの任にあたる。経過を通じて医療相談室も関わり，多職種で情報を共有することになる。その後の連携・協同を円滑にするため，誰がコーディネートを行うのか，役割分担を明確にしておく。入院時より身体疾患の治療と併行して，認知症の病状が生活に与える影響をアセスメントした上で，患

図1 退院調整のフローチャート

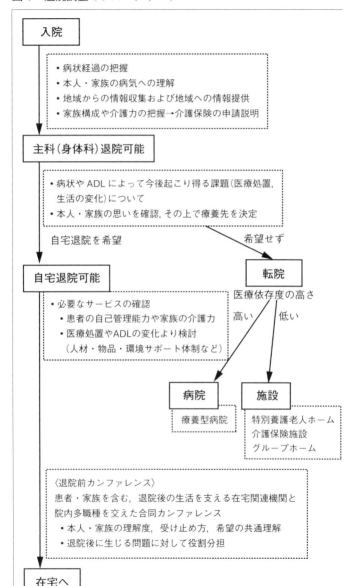

退院支援関連の診療報酬

〈退院支援加算〉
600点(加算1),190点(加算2)
〈総合評価加算〉100点
生活能力・認知機能等の評価
〈認知症ケア加算1〉
150点(14日以内),30点(15日以上)

〈介護支援連携指導料〉400点
入院中2回まで,ケアマネジャーとの協働
〈地域連携診療計画加算〉300点
退院加算に整理・統合
〈在宅療養指導料〉170点
患者・家族への医療処置の指導
〈退院前在宅療養指導管理料〉120点
試験外泊
〈退院前訪問指導料〉580点
1月越え入院の自宅への訪問
〈退院時リハビリテーション指導料〉300点
〈退院時薬剤情報管理指導料〉90点

〈退院時共同指導料2〉400点
退院前カンファレンス,1or2回算定
病院医師・地域医師同席→+300点
上記含め3者以上同席→+2000点
〈在宅療養指導管理料〉
必要な医療材料に指導および支給

者・家族と今後の治療や生活について話し合う機会を
重ねる。病状の変化とともに医療・介護を受けながら
生活を変えていく患者・家族の心理的援助は欠かせな
い。適切な時期に情報供給することで，病状理解や生
活上のイメージができるように，患者・家族の理解度
に合わせて，自己決定できるような意思決定支援をす
る[18]（図1）。

◆ **入院時早期のアセスメントのポイント**

1. 本人・家族は在宅の生活を希望して
   いるのか。両者の乖離はあるのか。
2. 入院治療による病状回復の程度と今
   後の方針。
3. 退院時の ADL・IADL レベルの見込み。
4. 家族構成，介護力，介護に対する気
   持ちと入院前の在宅での情報（サマ
   リー情報シートの活用）。
5. 新たに必要とされる医療処置・管理
   などの見込み。

II．退院後の療養の場の意思決定支援

身体疾患が軽快し退院可能と判断された後も対応が
必要である。BPSD に対して入院治療が必要という
ケースでは，精神科や認知症対応病棟への転院も視野
に入れる[19]。患者・家族の療養に対する気持ち・希望
を確認しながら意思決定を強いることになるが，当事
者たちは認知症と診断され，困惑し，不安の中にいる
ことを理解して対応する必要がある。そのため病気の

受容援助を含め，病状の理解やイメージができるよう支援し，その上で患者・家族自身が選択・心構えができるように関わる。

◆**認知症患者の意思決定支援**
1. 病状や治療に伴い今後起こり得る生活上の変化，医療・介護を受けながら生活することを患者・家族に説明，情報提供し受け止めを確認。
2. 療養方法の選択肢（自宅退院，転院，施設）を具体的に提示。
3. 患者・家族の気持ち・希望を確認

　患者の尊厳に配慮しつつ症状を理解して，退院後の生活を見据えたケアを実践することが重要である。多職種チームによる認知症高齢者への質の高いケアの標準化と退院後のケアの継続も見据えた支援を続ける。

Ⅲ．在宅退院に向けた各種サービスとの連携

　自宅へ退院する場合，在宅で患者をサポートできる体制が確保されなければならない。患者の病状安定のための治療と支援と併行して，主介護者である家族を中心にケア提供者の支援は欠かせない。

- 当該病院の主科（身体科）の医師：外来での治療継続。急変時には入院対応を行う。
- 認知症を診る医師：認知症サポート医，かかりつけ医認知症対応力向上研修修了者，もの忘れ外来（認知症外来）

- 在宅療養支援診療所（往診医）：医師が自宅を訪問し診療を行う。診療所の中でも在宅療養支援診療所は 24 時間対応を義務づけられている。徐々に増えてはいるが，認知症を対象とした在宅支援診療所はまだ多くないのが現状である。
- 地域包括支援センター：介護・福祉・健康・医療など様々な分野から総合的に高齢者とその家族を支える機関で，地域の窓口。
- ケアマネジャー（介護支援専門員）：介護認定を受けた要介護者と，その家族からの相談に応じ，介護を必要とする人と介護保険サービスをつなぐ。ケアプランを作成し連絡調整を行う。
- 訪問看護ステーション：看護師が自宅を訪問し，病状のチェックや手当て，療養上の世話を行う。
- 訪問薬剤師：薬剤師の自宅への訪問が点数化され，かかりつけ薬剤師制度も発進している。
- 訪問リハビリテーション：理学療法士・作業療法士が自宅を訪問しリハビリを行う。
- 通所リハビリテーション（デイケア）：指定通所リハビリテーション事業者によって提供される理学療法，作業療法，言語療法などのサービスが，医師の指示のもとに行われる。
- 認知症対応型通所介護（デイサービス）：施設に通って，レクリエーション機能訓練を行い，食事や入浴サービスなどの提供を受ける。体調管理や日常生活支援が必要な認知症患者に向いている。
- ショートステイ：施設に短期間入所して介護やレクリエーション・リハビリテーションを受けられる。

IV. 退院前カンファレンス

自宅への退院が可能となったら，病院のスタッフ，地域の在宅支援スタッフ，および患者・家族を交えて開かれる。退院前カンファレンスの目的は，患者・家族のニーズを確認し，在宅支援スタッフの役割分担を最終確認し，連携窓口の周知徹底である。解決すべき具体的な課題について，各職種が本人の行動・心理症状の変化に合わせて支援する視点をもち，環境調整に努める。その際共通のカンファレンスシートがあれば活用したい。すべてのケースで開催することは難しいかもしれない。以下に留意してカンファレンス対象ケースを的確に抽出することが望まれる。①認知症の種別（DLB・FTD など）や病態水準による退院後調整の必要度，②独居，サポーターの介護力不足，③経済困難。

◆退院前カンファレンスでのポイント

1. 退院後に生ずる諸問題（症状レベル，生活レベルで入院前との比較）の予測。
2. 退院後，主科（身体科）のフォローアップが必要か。
3. 認知症に関してはどこがかかりつけとなるのか。

認知症に対する姿勢には医師間での差が大きい。診療報酬も認知症に重点が置かれたものが増え，今後認知症へのアプローチの増加が期待できる。

V．在宅の受け入れが困難な場合

　家族の負担が大きく，自宅退院を躊躇してしまうケースも多い。家族が認知症のどこに困っているのか，何を心配しているのか，よく探る必要がある。認知症の記憶障害そのものが問題というよりは，BPSDに困っていることが多い[20]。BPSDは認知障害と比して治療的効果が期待できる面もあり，迅速にこの症状が消退すれば家人の安心感は得られやすい。併存する，あるいは認知症のようにみえたせん妄が症状増長を起こしている場合も多く，円滑な退院のためにも適切早急な対応が必須である。

VI．転院の場合

　退院後の療養先として在宅が難しい場合，医療依存度の高さから病院あるいは施設への転院が選択肢となる。転院先の病院や施設では使用できる薬物も限定される場合が多い。また環境の変化から，転院後に症状変化をきたす場合もあり，起こり得る事態を予測した応対が必要となる。

　急性期病院での入院治療は，ともすれば早期に退院することだけが目的となり，患者・家族の希望，特に認知症患者本人の希望はないがしろにされがちである。患者・家族の希望や思いは状況や時期により変化するものであり，適宜確認し流動的に対応する必要がある[21]。

（竹内　文一）

5. 外国人対応と海外在留邦人高齢化の問題 ―

> **Summary**
>
> ❶ 在留外国人は増加しており，高齢化と認知症の問題に対応しなければならない。
>
> ❷ 増加することが予測される在留外国人の認知症や介護に対応できる多文化，多言語支援体制の構築が望まれる。
>
> ❸ 在留外国人の認知症症例に対応するには，日常から地域の社会資源の情報収集を行い，英語に限らず多言語に対応できるか，どのような宗教や文化に対応できるか，地域にどのような外国人のコミュニティーが存在し，どのような支援団体があるのか調査をしておく必要がある。また，そのようなコミュニティーや支援団体と親睦を深めておく必要がある。
>
> ❹ 海外在留邦人の高齢化と認知症の問題にも対応しなければならない。
>
> ❺ 在留外国人や海外在留邦人の高齢化と認知症の問題に対応するためには，自治体や在外公館，当該国の保健・医療機関との連携が重要である。また，患者が属するコミュニティーや支援団体とのネットワークを保持し支援者を確保することが必要である。

Ⅰ．訪日外国人・在留外国人の増加と高齢化

　わが国の外国人入国者数は，観光立国を目指す国の政策により年々増加しており，2014 年には新規入国者数が前年比の約 30％増加するといった大幅な増加

がみられ，年間1200万人から1400万人の外国人が日本を訪れている。2020年の東京オリンピックに向けて，外国人の訪日数は今より増加することが予測されており，医療にもその対応が求められている。訪日外国人の増加とともに，いわゆる在留外国人と呼ばれる中長期在留者や特別永住者も，東日本大震災後に一時的に減少したが，近年は増加傾向にあり，約212万人の外国人が日本で暮らしている。これは日本の総人口の約1.5%に相当する。

在留外国人の人口構造は，労働力人口を構成する20〜30歳代の年齢層が最も多く，約半数（48.5%，2014年統計）を占める，いわゆる都市型といわれる人口構成を呈する。これは，わが国の高度経済成長期の人口構造に類似している。その一方で，60歳以上の高齢者も約22万人居り，在留外国人の約10%を占める。また，特別永住者を含む永住者の高齢化により，今後ますます外国人高齢者が増えることが予測されている。現在，在留外国人の高齢者は，特別永住者といわれる韓国・朝鮮籍をもつ者が最も多く，中国・ベトナム籍がこれに続く。韓国・朝鮮籍の高齢者は，戦後まもなく占領下の日本に移住した特別永住者がほとんどであるため，日本の人口構造に類似しており，日本と同様に高齢化し人口は減少傾向にある。また，核家族化していることから，低所得の高齢単身世帯が問題となっており，わが国が抱える高齢者医療の問題をそのまま抱える。中国籍の高齢者は，中国残留孤児・残留婦人などの帰国一世と呼ばれる世代が高齢者となっており，韓国・朝鮮籍に次ぐ高齢在留外国人集団となっ

ている。在日ベトナム人は，1978年にベトナム戦争による難民の日本定住が始まり，その一世が高齢者となり始めている。これらの在留外国人高齢者は，子の世代に親の面倒をみるだけの経済的な余裕がない場合が多く，生活保護を受給している高齢単身世帯が多い。

　また，現在労働力人口となっている在留外国人である，いわゆる「ニューカマー」と呼ばれる在日フィリピン人や南米出身の日系人などは定住化するものが多く，近い将来に，その高齢化が社会問題化するといわれている。

Ⅱ．在留外国人の高齢化問題と認知症

　先に述べたように，在留外国人の高齢化が進んでいるが，外国人に対する老後の支援体制の整備には，ほとんど手がつけられていないのが実情である。年金や介護などの社会保障は，制度上は日本人と同等のサービスが提供されることになっているが，言語の問題から必要な情報にアクセスできず無年金者が多く存在し，文化や生活習慣の違いから介護サービスを提供するにも壁が存在することは否めない。その一方で日本人高齢者介護サービスの提供者として外国人の労働力を導入しようとする動きがある。そして，在留外国人の高齢者が増加するとともに，認知症の在留外国人が増加することも予測されている。

Ⅲ．在留外国人の認知症対応

　自治体は介護や年金，医療機関や社会資源に関して，多言語・多文化で支援を提供する取り組みをする必要

がある。また，地域住民の理解の醸成を進める必要が
ある。多くの自治体では，年金や介護制度の格差を埋
めるために特別給付金の交付をしているが，日本人と
の格差は否めない。

認知症が進行すると，後から獲得した言語の能力
が脆弱となり，母語とされる基軸言語によるコミュニ
ケーションしか受け入れられないことが多く報告され
ている。認知症対応に関しても，言語・文化・宗教・
生活習慣が異なる外国人が日本人と同様の介護などの
サービスを受ける際に，介護者と要介護者，もしくは
家族との関係で様々な障壁や摩擦が生じる可能性があ
る。

1）情報の収集

介護や公的扶助に関して母語による情報提供はある
か，当該自治体に問い合わせる必要がある。自治体に
よっては地域に存在する外国人コミュニティーに応じ
て通訳を擁している場合がある。患者の家族や属して
いるコミュニティーの代表者や支援団体とも連携をと
り情報収集に努める。在留資格によっては当該国の保
健担当者と連絡を取り，帰国支援をする必要がある。

2）多言語対応

在留外国人の高齢者人口が多く，使用されている
言語の多い順に韓国朝鮮語，中国語，ベトナム語，タ
ガログ語，ポルトガル語であるが，在留外国人コミュ
ニティーは多様化しており，地域の外国人コミュニ
ティーにより柔軟に対応する必要がある。英語は通じ

ない場合が多い。日本語を流暢に話していた人であっても，認知症の進行により日本語によるコミュニケーションが取れなくなる場合がある。認知症に対応するには対象者の母語の通訳が必要である。

3）多文化対応

出身国によっては，認知症など精神障害者を隠す傾向にあり，発見が遅れることがある。また，文化的背景や生活習慣によっては，食事や日本の介護環境が合わない場合もある。人的資源や財政に応じて多文化に対応できるように，できる限り努力する必要がある。

4）コミュニティーの活用

在留外国人が認知症や介護に関して安心して生活するために，身近に相談に乗ってくれる人や母国の文化・宗教などを理解できる出身国のコミュニティーを活用することが肝要である。日常からそのコミュニティーを通して認知症の啓発活動や情報提供をすることによって，事故の防止につながると考える。

5）支援団体など

出身国によっては支援団体がある場合がある。NPO法人化した支援団体などが存在する場合もある。

Ⅳ．海外在留邦人の高齢化と認知症の問題

2015年10月1日の外務省による統計では，海外在留邦人は約132万人，そのうち60歳以上の高齢者は17万6,000人であった。最も多くの在留邦人が生活

する北米では，1980年代に移住した世代が高齢者となりつつあり，在留邦人の認知症とその介護が問題となっている。また，「ロングステイ」と呼ばれる高齢者のリタイヤ先としての移住を誘致しているタイ・マレーシア・インドネシア・フィリピンなどではもとより高齢者が移住しているため，邦人認知症高齢者が同地大使館による邦人援護案件として上がることは珍しくない。

V．海外在留邦人の認知症対応と本邦自治体との連携

　海外在留邦人が認知症になった場合，当該国の医療や介護制度に応じて生活ができている場合は問題ないが，流暢に話ができていた外国語も認知症の進行に伴って会話ができなくなり，日本に帰国せざるを得ない状況になる場合を多く経験している。その場合は，本邦の出身地や受け入れ先となる家族の居住地である自治体に支援を求めることになる。全く身寄りのない場合は，到着地（飛行場など）の自治体に受け入れてもらうこともある。

1）当該国日本国大使館による邦人援護

　認知症や疾病のために当該国で生活が困難となった場合や当該国当局の依頼があった場合，対象者が日本国籍を有するときには当該国日本国大使館の邦人援護による帰国支援を受けることができる。場合によっては外務省医務官が本邦受け入れ先の医療機関や自治体などへの診断書や医療情報提供書，後見制度に関する

意見書などを記載することがある。

2）出身地など，本邦自治体との連携

出身地や受け入れ先となる家族の居住地である自治体，または到着地の自治体に支援と協力を求め，連携することは必須である。

3）支援者の確保

海外移住者の場合，本邦の家族が疎遠になっていることが多いため，居住国での支援者と本邦受け入れ先における支援者の確保が必要であり，海外在留邦人の高齢化に関して知見と関心をもった医療関係者を増やす必要がある。

4）海外の保健・医療機関との連携体制の構築

海外在留邦人の高齢者や認知症の問題に対応するために，もしくは在留外国人に対応するためにも，海外の保健・医療機関との連携体制を構築する必要がある。これは国際的なリエゾンもしくは連携医療に他ならない。

（吉田　常孝）

6. 認知症と自動車運転 ─────────

> **Summary**
>
> ❶　道路交通法では，75歳以上の免許更新者と「一定の違反行為」を犯した者は認知機能検査を課

> される。
>
> ❷ 検査で第一分類（記憶力・判断力が低くなっている者）と判定された場合には，臨時適性検査を受けるか，認知症の有無についての医師の診断書の提出が義務づけられる。
>
> ❸ 医師は，自動車運転の中止が必要と判断されるときには，患者と家族にその説明をしなければならない。その際は，実生活上の負担を理解し，気持ちに寄り添いながら，運転免許の自主返納を促し，必要な際は任意の届出を行う。

　高齢者の増加，重大事故発生の影響などの社会情勢を受けて，近年自動車運転に関係する法律や制度は続けざまに変更されている。しかし現行の制度でも依然，問題点は認められるため，今後も引き続き改正されていく可能性があり，常に情報の更新が必要である。この項では2017年12月現在での情報をもとに概説したい。

Ⅰ．運転免許の更新時と診断

　現在の道路交通法では，75歳以上の免許更新者と「一定の違反行為」を犯した者は，認知機能検査（講習予備検査）を課されている。その結果，第一分類（記憶力・判断力が低くなっている者）と判定された場合には，臨時適性検査を受けるか，認知症の有無についての医師の診断書の提出が義務づけられている。

　認知症と診断された際は下記の通りの処遇となる。

① AD，VaD，FTD，DLB：この4つのいずれかの認知症と診断された場合には，重症度にかかわ

E　コンサルテーションの実際と連携　157

らず免許更新の拒否または免許取り消しとなる。

② 他の認知症（甲状腺機能低下症，脳腫瘍，慢性硬膜下血種，正常圧水頭症，頭部外傷後遺症など）：上記の AD，VaD，FTD，DLB 以外の認知症では，6か月以内に回復する見込みがないと判断された場合には，免許の拒否または取り消しとなる。6か月以内に回復する見込みがあると判断された場合には保留または停止となり，6か月後に再評価となる。

③ 認知症ではないが認知機能の低下がみられ，今後認知症となるおそれがある場合（「認知症の疑い」「軽度認知障害」など）：原則6か月後に臨時適性検査となる（より長い期間，短い期間になる場合もある，ただし最長で1年後）。

診断書の記載方法の詳細については，日本医師会や関連学会5学会が合同で公開している手引き（日本医師会「かかりつけ医向け認知症高齢者の運転免許更新に関する診断書作成の手引き」）（日本神経学会他「認知症高齢者の自動車運転に関する専門医のための Q & A集」）を参考にされたい。

Ⅱ．認知症と診断された際の運転中止の説明と運転免許の自主返納制度

医師は，患者を認知症と診断したときや，認知症が疑われる際に自動車運転の中止が必要と判断されるときには，患者にその説明をしなければならない。運転の中止を診察時に了解したとしても，認知機能の低下の自覚が不十分な場合も多く，家族への説明も行い，

運転免許の自主返納を勧める必要もある。

　運転中止の説明に関しては，特に初めての診断の際には，この説明は非常に重要である。病状・診断・その根拠はいうに及ばず，患者の安全確保の視点で運転の可否や必要時には家族への説明や法律・制度の説明を行う（日本精神神経学会「患者の自動車運転に関する精神科医のためのガイドライン」）。さらに医師は，その旨を診療録に記載しなければならない。

　また運転中止となった際には，交通手段を制限される高齢者の地域での日常生活を現実的に援助しなければならない。特に公共交通機関が発達していない地域では自家用車の運転は日常生活を送る上で必須なので，市区町村と連携したサポートを行わなければならないし，家族を含めて周りの負担も配慮する必要がある。運転の機会が失われるという喪失体験や，加齢・認知症への罹患に直面化することで患者や家族に葛藤が生じる面もあり，医師は個々のケースを検討し真摯に向き合う必要がある。

Ⅲ．医師による任意の届出について

　医師は患者の運転能力が低下もしくは喪失した状態にあると思われるとき，この診察の結果を任意で公安委員会に届け出ることができる。この制度を以下では「任意の届出」と呼ぶ。（「任意通報制度」と呼ばれることがある）（日本医師会「道路交通法に基づく一定の症状を呈する病気等にある者を診断した医師から公安委員会への任意の届出ガイドライン」）。日本精神神経学会「患者の自動車運転に関する精神科医のための

ガイドライン」では，特に下記①〜④をすべて満たすような事例においては，届け出ることを考慮すべきとしている。

① 過去に事故・違反がある，運転に支障があることが明確な根拠で示される，など運転の継続が明らかに不適切と考えられる場合

② 医師からの運転中止の勧告に従わない場合

③ 運転の自粛の判断ができない場合

④ 家族などの工夫でも運転を中止させることが不可能な場合

　任意の届出の際，患者や家族の同意がなくても，刑法の秘密漏止罪その他の守秘義務に関する法律の規定には問題ないが，患者や家族の同意を得るように努める（日本精神神経学会「患者の自動車運転に関する精神科医のためのガイドライン」）（日本神経学会・日本神経治療学会・日本認知症学会・日本老年医学会・日本老年精神医学会「わが国における運転免許証に係る認知症等の診断の届出ガイドライン」）。届出の具体的な手順については，日本医師会「道路交通法に基づく一定の症状を呈する病気等にある者を診断した医師から公安委員会への任意の届出ガイドライン」といった手引きもあるので，それらの資料も参照にされたい。

Ⅳ. 抗認知症薬について

　現在本邦で上市されている4種の抗認知症薬（ドネペジル，ガランタミン，リバスチグミン，メマンチン）のすべての添付文書で，実質的には運転に従事させないように注意喚起をすべきであるといった内容が記載

されている。医師には適切な薬物使用の説明責任があるため，その旨を患者や家族に説明し，診療録に記載する必要がある。認知症と診断が確定した症例に対して抗認知症薬による治療を行う際には，運転中止の指示や免許更新時の対応は原則通りで大きな問題はないと考えられる。しかし，MCIの段階で，積極的な治療法として抗認知症薬の内服を希望する患者もいる。法律や制度上，想定されていない治療を行う際には，患者や家族への説明や対応にさらなる注意が必要である。

V．今後

入院中に認知機能の低下が明らかになることがあり，今まで気になっていたが経過観察していた認知症の症状に関しての相談を医療者に行う家族も多い。退院後の個々の症状や日常生活を考慮し，高齢者が安心して生活できるように，自動車運転に関して適切なアドバイスやサポートが必要となり，そのための知識が認知症治療に関わる医療スタッフには必須であろう。国立長寿医療研究センターの荒井らによる「認知症高齢者の自動車運転を考える 家族介護者のための支援マニュアル 認知症高齢者の安全と安心のために［第二版］http://www.ncgg.go.jp/cgss/department/dgp/index.html」は，インターネットを利用して誰でも入手できる資料であり，参考にされたい。

（西田　圭一郎，吉村　匡史）

E コンサルテーションの実際と連携　161

◆参考文献◆

1) Plochg, T., Klazinga, N. S.: Community-based integrated care: myth or must? International Journal for Quality in Health Care, 14; 91-101, 2002.

2) 厚生労働省：認知症施策推進総合戦略（新オレンジプラン）. 平成 27 年 1 月 27 日. http://www.mhlw.go.jp/stf/houdou/0000072246.html

3) 国立長寿医療研究センター：平成 27 年度認知症初期集中支援チーム員研修テキスト. http://www.ncgg.go.jp/kenshu/kenshu/documents/2015-text.pdf

4) 粟田主一：認知症初期集中支援チーム実践テキストブック. 中央法規，東京，2015.

5) A Collaborative Project of the Family Medicine Community: Health is primary. Family medicine for America's health. Ann. Fam. Med., 12(suppl.); s1-s12, 2014.

6) 粟田主一：認知症患者の身体救急における問題点. 精神科治療学，26；1233-1238，2011.

7) 武田章敬：平成 25 年度長寿医療研究開発費報告書「認知症の救急医療の実態に関する研究」（研究代表者 武田章敬）. 2014.

8) 古田光，小田原俊成，池尻義孝：一般病棟高齢者入院患者における認知症実態調査の試み. 総合病院精神医学，27；100-106，2015.

9) 粟田主一：認知症診療の枠組み. 精神神経誌，116；378-387，2014.

10) 前田潔，尾嵜遠見，川又敏男：精神科病院における認知症医療，心理行動症状への対応. 精神神経誌，115；41-48, 2013.

11) 田口真源：認知症の地域医療で精神科病院が担う役割. 精神神経誌，118；849-855，2016.

12) 田口真源：過疎化が進む中山間部の認知症患者と自動車運転；生活支援の視点から. 日本精神科病院協会雑誌，35；47-55，2016.

13) 厚生労働省：在宅医療の推進について．http://www.mhlw.
go.jp/stf/seisakunitsuite/bunya/0000061944.html

14) 国立長寿医療研究センター：平成25年度在宅医療・介護
連携のための市町村ハンドブック．http://www.ncgg.go.jp/
zaitaku1/handbook/index.html

15) 東京大学高齢社会総合研究機構：在宅医療推進のため
の地域における多職種連携研修会．http://chcm.umin.jp/
education/ipw/

16) 高橋美妃，饗庭三代治，櫻井貴子他：身体疾患を合併す
る認知症高齢者に関する臨床的検討．日老医誌，1；45-53，
2016.

17) 宇都宮宏子，三輪恭子：これからの退院支援・退院調整．
日本看護協会出版会，東京，2011.

18) 杉原百合子，山田裕子，小松光代他：認知症の人の意思決
定における介護支援専門員の支援に関する文献レビュー．同
志社看護，1；29-37，2016.

19) 永田千鶴，松本佳代，北村育子他：認知症疾患医療セン
ターが担う在宅支援 − 独自の支援と地域包括支援センター
との連携による支援内容の分析 −．山口医学，64(3)；183-
189，2015.

20) 杉浦圭子，伊藤美樹子，三上洋：家族介護者における在宅
認知症高齢者の問題行動由来の介護負担の特性．日老医誌，6；
717-725，2007.

21) 厚生労働省．認知症施策推進総合戦略（新オレンジプ
ラン）．http://www.mhlw.go.jp/stf/seisakunitsuite/bunya/
0000064084.html

F 事例

1. 抗認知症薬の使用に迷ったせん妄を伴う
認知症の一例 ─────────────

●症例1● AD, 70歳代後半・男性

【既往歴】68歳時に狭心症にて冠動脈ステント留置術を受けている。72歳時にはラクナ梗塞でA総合病院脳神経外科に2週間ほど入院し,特に運動麻痺症状や感覚障害などの後遺症はみられず退院している。

【生育・生活歴】3人同胞の第1子長男。大学卒業後家業を継ぎ31歳時結婚。子供は4人で長男夫婦と同居している。70歳で社長を息子に譲り会長職となった。

【病前性格】元来性急で完全主義的な性格であった。

【現病歴】X-4年頃より,同じことを尋ねる,最近のことを忘れる,お金の管理ができなくなる,気分の浮き沈みが激しいなどの症状がみられ,B総合病院を受診してADと診断された。X-2年からは,近医で高血圧・糖尿病・高尿酸血症の治療薬に加えて,抗認知症薬のドネペジルの処方を受けていた。X年5月頃より息苦しさを訴え,近医の紹介で6月にC総合病院循環器内科を受診。虚血性心疾患による心不全および肺炎にて同日入院となった。

【入院後経過】身体的な病状が安定し,一般病室に転棟した入院7病日頃より,夕方から落ち着かず,ベッドから歩き出そうとする,ナースコールが頻回となりと

りとめのない話をする，検査に拒否的で怒鳴り声を上げるなどの症状がみられるようになった。そのため夜間帯のみ同意のもと身体拘束を行うようになったが，不穏な状態はより悪化した。夜間指示のハロペリドール点滴静注でも症状に改善がみられず，リエゾンナースが仲介役となり，入院後 11 病日に精神科にコンサルテーションの依頼があった。

　診察時，ナースステーション近くで車椅子に乗っており，荒い口調で「昨日はいつもの眠剤では眠れないので違うものを要求したが無視された」「酔っ払って大騒ぎして嫌がらせをする奴らがいる」と訴えた。ハロペリドールの連日の使用の影響もあるのか，呂律が回らず流涎がみられた。前夜の記憶はほぼ欠落しており，時間および場所の見当識障害を認め，HDS-R は最後まで遂行できなかったが 10 点台前半の印象であった。家族を交えて，せん妄の状態にあること，夜間の睡眠を確保するためにこれまで内服していた睡眠導入薬であるゾルピデムおよびドネペジルを中止し新たにメマンチンおよびミアンセリンを処方することを説明した。その際，「抗認知症薬は大切な薬であると聞いており中止は好ましくないのでは」という意見が家族から出たが，入院以前より易怒性がみられており，易怒性がさらに亢進しているため，病状により一旦中止するとともに，身体拘束を極力行わないと説明し承諾された。

　投薬後，夜間の睡眠は確保され，夜間の頻回なナースコールやまとまりの欠ける妄想的な訴えは減少した。時間や場所の見当識障害や易怒性は改善傾向を認

めた。日中傾眠傾向で昼食をスキップすることがあり，熱発もみられるということで，リエゾン回診した医師がメマンチンおよびミアンセリンの投与を一時中止とした。しかしながら，中止後も傾眠状態が数日続き，意欲も減退し，日中車椅子への誘導を促すが自発的に行えない状態がみられた。この時点では中止後も投薬の影響があると判断し，その旨を家族に説明し経過観察とした。ところが中止後5日目に突然夜間不眠となり，「弟が迎えに来たので家に帰る」と訴え，不穏となった。翌日内科の主治医より再度コンサルトがあり，病室で診察を行うと，易怒的な印象は初診時ほどないが，前日の記憶は全く想起できず，「朝まで知らない男に『家までタクシーで乗せていく』といわれ困った」という。時間および場所の見当識障害がみられ，一日の中で変動がみられることからせん妄が再燃したと考えられた。そこでミアンセリンよりも半減期の短いトラゾドンを少量より処方開始し経過をみることとし，本人および家族にもその旨の説明を行った。熱発が治まり次第，日中の臥床とベッドサイドでのリハビリテーションを行うことになった。病棟スタッフには活動性のみならず，一日の中で精神行動面や認知面で変化がみられるか，観察してもらうことになった。トラゾドン投与後，夜間の睡眠は改善し，不穏となることは少なくなっていった。見当識は一日を通して保たれるようになり，肺炎による発熱もみられなくなったため，ベッドサイドでのリハビリテーションも開始となった。せん妄が改善したと判断したが，徐々に訴えが多くなりナースコールが頻回となり，性急な性格が再び

目立つようになった。そのためメマンチンの少量投与をスタッフと協議して開始することになった。投与後，情動面では安定し易怒性は消失した。ベッドサイドから廊下歩行のリハビリは熱心に行っているが，それ以外の時間は日中居眠りをすることが増えた。

入院後40病日，内科の主治医から，急性期治療が終了し患者の今後の帰宅先をどこにするか，家族との話し合いが行われた。その結果，現在の状況では起き上がり動作も緩慢であり，入院リハビリテーションおよび退院後の通所リハビリテーションが行われている一般病院に転院し，その後在宅で介護したいということであった。そのため転院の準備と介護保険の申請などの説明がMSWより進められた。やや日中傾眠傾向であるが，せん妄の悪化を認めず，第54病日，一般病院に転院となった。

【症例のまとめ】

ADにて治療中の患者が，虚血性心疾患に伴う心不全および肺炎で内科に入院となり，入院中にせん妄がみられた症例である。後日B総合病院において施行した頭部MRI所見をみると深部白質や基底核に脳血管障害を示唆する高信号域を認め，海馬・海馬傍回の萎縮はそれほど目立たず，血管障害の背景が強くVaDの可能性も否定できないと思われた。入院後急速に出現した睡眠障害と変動のある精神および行動の障害はせん妄を強く示唆したが，易怒性についてはせん妄のみならず，BPSDととらえるか，ChEIによる賦活効果の影響がどの程度関与しているのか，鑑別が困難であった。せん妄を呈している状態では，背景

に認知症があるか区別できないことがいわれており[1]，認知症の評価は入院前あるいは当日にせん妄がみられない状態で行うことが好ましい。せん妄がみられる状態において ChEI の継続の判断は難しい。少なくともせん妄の治療薬として ChEI の効果は乏しいと考えられる[2]。しかしながら急な中断によるせん妄やアパシーの出現も報告されているため[3]，状態像をみて継続の判断をすることになろう。また本症例ではメマンチンが一時的に投与されている。メマンチンも BPSD，特に興奮・易怒性や不眠に対する効果は知られているが，せん妄の治療効果は確立していない[4]。

　本症例で最も大切なポイントは，せん妄が一旦改善し，日中傾眠傾向となり投与薬物を中止したところせん妄が顕在化した点であろう。おそらく一時的な改善と思われていた時期に低活動性せん妄を見逃していた可能性がある。せん妄治療のために投与された薬物はしばしば過鎮静を引き起こすため，傾眠傾向となると薬物の影響を医療スタッフから指摘されることが多い。このような場合でも低活動性せん妄の可能性を考え，注意深く観察していく必要があると痛感した症例であった。

（下田　健吾）

2. 消化管出血の治療中にせん妄が出現した一例 ——————————

●症例2 AD，80歳代後半・女性

【家族歴】特記事項なし

【既往歴】65歳から高血圧症

【生育・生活歴】出生，発育には問題なく，学業成績や人間関係にも問題はなかった。23歳時に見合い結婚し，一男一女を出産した。専業主婦として問題なく家事や育児を行い，40歳頃からは工場で就労，60歳時に退職した。50歳時に長女が結婚，独立し，66歳時に夫と死別してからは，長男と二人暮らしとなった。普段は趣味の園芸を楽しみ，時には友人と旅行に出かけることもあった。

【病前性格】真面目で社交的

【現病歴】特に精神科的変調なく生活していたが，X−7年頃から同じことを何度も聞いたり，物の場所を忘れたりすることが増えたため，心配した家族に連れられX−6年7月にA病院精神科初診となった。初診時のHDS−Rは23点で短期記憶や見当識を中心に失点を認め，頭部画像検査では両側海馬を中心に両側側頭葉内側に萎縮，脳血流シンチグラフィーでは両側後部帯状回に集積の低下を認めた。これらよりADと診断され，ドネペジルによる薬物療法が開始された。

【経過】X−5年，鍋をコンロにかけたまま忘れて焦がすことが続き，長男に調理を禁止された。X−4年には見知った場所でも道に迷うようになり外出は困難になった。またX−2年には外出したがらなくなり家にこもるようになった。この頃にはHDS−Rは14点となり，長男は家族だけでの在宅介護に限界を感じたため，デイサービスの利用を開始した。デイサービスへの通所は渋るが，実際に行くとスタッフや他の利用者

とのおしゃべりを楽しんでいた。しかし会話内容は取り繕いが目立った。X年4月頃から発語量が減少し，活気に欠けるようになったため，家族やスタッフが患者に状態を尋ねるも笑顔で「元気いっぱいだよ」と返事するばかりで，具体的な訴えはなかった。同年5月初旬からは食欲や食事摂取量が減少し始めた。長男は加齢によるものと考え様子をみていたが，デイサービス職員が黒色便を発見し，5月13日にかかりつけ内科医院に紹介となった。血液検査にて著明な貧血（Hb 5.9 g/dl）も認め，消化管出血疑いにて同日A病院内科に緊急入院となった。

【入院後の経過】入院当日，緊急上部消化管内視鏡検査を施行され，出血性胃潰瘍（A1 stage）と診断された。潰瘍底には露出血管がありクリップによる内視鏡的止血術が施行され，輸血とともに絶飲食の上，プロトンポンプ阻害薬（proton pomp inhibitor：PPI）投与・持続点滴による治療が開始された。その夜はナースステーション脇の明るい処置スペースで観察が行われることになったが，夜間不眠で処置室の棚を荒らし，制止する看護師を大声で罵倒し，上肢の点滴用のルートを自己抜去した。また，入院に関わる不安の訴えとともに，家族との面会を求めて大声で怒鳴り歩き回るといった行動があった。看護側からの要請で，その夜は長男がつきそい，患者を怒鳴りながら取り押さえ，なんとか点滴を継続した。入院後第2病日も不安・不穏を強く認め，止血術翌日施行予定であった確認内視鏡検査は施行されなかった。内科主治医は不安の訴えに対してBZD系抗不安薬による薬物療法を開始したが，

その日の夕方から夜間にかけて上記行為が再度出現し，身体拘束が開始された。

　患者はスタッフから「思い通りにならないと暴れる，わがままで手のかかる患者」ととらえられ，患者が大声を出すたびに，スタッフは患者の理解を促そうと，現在の病態と入院治療の必要性について説明を繰り返したが，依然，不安・不眠，不穏・もの忘れといった精神症状は続いた。第3病日時点での血液検査では貧血の進行はなく（Hb 9.2 g/dl），止血状態であろうと判断された。患者の精神状態も考慮の上，内科主治医は早期退院と外来での投薬治療を勧めた。しかし，家族は「また血を吐くのではないか不安だから，できればもう少し入院させてほしい」と入院加療の継続を希望した。

　内科単独では患者対応が困難であったため，入院後第4病日に精神科外来へのリエゾンコンサルテーションが行われた。診察中は疎通性が比較的保たれた状態で会話できるかと思えば，すぐに傾眠傾向になるなど覚醒度は短時間の間に変動を認め，時間・場所の見当識は著しく障害されていた。頭部MRI検査では新たな脳血管障害などの異常は認めず，脳波検査では大部分に7Hz前後の徐派の混入を認めた。臨床経過，検査結果より，せん妄状態と考えられたため，患者と家族に病態の説明を行った。また日中の散歩や呼びかけで覚醒を促すといった生活指導を行い，必要性と副作用について説明し，同意の上クエチアピン50mg/日による薬物療法を開始し睡眠時間の確保を目指した。同時に内科主治医，内科病棟看護師にもせん妄とその

治療法について説明し理解を求めたところ，せん妄治療への協力が得られることとなった。その日から内科病棟看護師は24時間の睡眠観察と，日中は積極的に病床から連れ出すような働きかけを開始し，夜間は病室の明かりを消すことで一日の生活リズムの正常化を促した。また内科主治医はBZD系薬物を中止した。次第に良眠が得られるようになり，不安・不穏が消失し，日中の活動性や疎通性も改善し，取り繕いが多いながらも穏やかに看護師と談笑ができるようになった。正しい知識を得たことによって，指示的・指導的だったスタッフや家族の対応も，簡単な言葉やメモを多用した認知症に配慮したものとなり，患者も笑顔をみせるようになった。

　内科病棟での入院加療は問題なく継続された。第5病日からは流動食開始となり，第6病日には3分粥食からの食事療法が再開され，貧血の悪化もなく経過した。第7病日に点滴は終了され，以後，食事内容も徐々に普通食に近い形態へアップされていった。第11病日はクエチアピンを25mgに減量し，第14病日にはクエチアピンが終了となったが，その後もせん妄の再発はなく，第23病日にはA病院を退院となった。退院後は胃潰瘍の再発予防と認知症治療を目的に，月に一度の間隔でかかりつけ内科医院に通院している。数か月に一度のペースで定期的な上部消化管内視鏡検査を含めた経過観察目的でA病院内科を，年に一度のペースで認知症経過観察目的に当科を受診している。また以前と同様に自宅からデイサービスに通所している。

【考察】

ADで精神科外来通院中に胃潰瘍，貧血で内科に入院となり，せん妄を呈した症例である。以前から胃潰瘍・貧血による症状があったと推測されるが，患者による症状の言語化が困難だったため，受診が遅れた。ささいな身体的な変化や認知症の精神症状と考えられるような症状でも，身体疾患の初期症状の可能性があるため，その検索は重要である。

また内科入院後はせん妄が出現し，家族は「入院したせいで認知症が悪化してしまった」と非常に落胆し心配していた。内科スタッフも夜間も続く精神症状への対応で疲弊しきっていた。しかし，家族・スタッフが認知症とせん妄について知識を理解したことで，家族・スタッフから適切な治療やケアの提供が可能となった。

身体治療の面では，止血術の翌日に予定されていた確認内視鏡検査が施行されなかったことで，再出血を防ぐために，絶食・点滴期間が通常よりも長く設定された（活動性出血性胃潰瘍の場合，通常絶食期間は3日間程度。非出血性胃潰瘍で出血がなければ外来で治療することもあり）。適切な時期に必要な検査が施行できなかったことで治療期間が延長され，患者の精神症状や身体状態がさらに増悪した可能性があり，早期からの身体的・精神的不調の発見や治療の重要性が考察される。

退院後はデイサービス通所を中心に在宅療養が継続されており，通常の診療や介護保険の更新手続きなどはかかりつけ内科医院で行われている。今後，年に数

回，検査時のみＡ病院内科と総合病院精神科を受診することになっており，地域のかかりつけ医療機関と総合病院の身体科と精神科が情報を共有し合い，連携して患者の治療を行っている。

(西田　圭一郎)

◆参考文献◆

1) Leonard, M., McInerney, S., McFarland, J., Condon, C., Awan, F., O'Connor, M. et al.: Comparison of cognitive and neuropsychiatric profiles in hospitalised elderly medical patients with delirium, dementia and comorbid delirium-dementia. BMJ Open, 6; e009212, 2016.

2) Overshott, R., Karim, S., Burns, A.: Cholinesterase inhibitors for delirium. Cochrane Database Syst. Rev., CD005317, 2008.

3) Bidzan, L., Bidzan, M.: Withdrawal syndrome after donepezil cessation in a patient with dementia. Neurol. Sci., 33; 1459-1461, 2012.

4)) Witter, D., McCord, M., Suryadevara, U.: Delirium associated with memantine use in a patient with vascular dementia. J. Clin. Psychopharmacol., 35; 736-737, 2015.

■ 略語一覧

A

ACh：acetylcholine：アセチルコリン

AChE：acetylcholinesterase：アセチルコリンエステラーゼ

AD：Alzheimer type dementia（Alzheimer disease）：アルツハイマー型認知症（アルツハイマー病）

ADL：activities of daily living：日常生活活動（日常生活動作）

B

BADL：basic ADL：基本的日常生活活動（基本的日常生活動作）

BPSD：behavioral and psychological symptoms of dementia：認知症の行動・心理症状

bvFTD：behavioral variant frontotemporal dementia：行動障害型前頭側頭型認知症

BuChE：butyrylcholinesterase：ブチリルコリンエステラーゼ

BZD：benzodiazepine：ベンゾジアゼピン

C

CAM：Confusion Assessment Method

CGA：Comprehensive Geriatric Assessment：高齢者総合的機能評価

CDR：Clinical Dementia Rating：臨床的認知症尺度

CDT：Clock Drawing Test：時計描画テスト

ChAT：choline acetyltransferase：コリンアセチルトランスフェラーゼ

ChE：cholinesterase：コリンエステラーゼ

ChEI：cholinesterase inhibitor：コリンエステラーゼ阻害薬

CN：Certified Nurse：認定看護師

CT：computed tomography：コンピューター断層撮影法

CV：central vein：中心静脈

D

DASC-21：Dementia Assessment Sheet for Community-based Integrated Care System-21 items：地域包括ケアシステムにおける認知症アセスメントシート

DAT：dopamine transporter：ドパミントランスポーター

DLB：dementia with Lewy bodies：レビー小体型認知症

DPC：Diagnosis Procedure Combination：診断群分類

DRS-R-98：Delirium Rating Scale, Revised 98

DSM-5：Diagnostic and Statistical Manual of Mental Disorders -5：精神疾患の診断・統計マニュアル第 5 版

DST：dementia support team：認知症サポートチーム

DVT：deep vein thrombosis：深部静脈血栓症

F

FDA：Food and Drug Administration：米国食品医薬品局

FDP：fibrinogen-decomposing product：フィブリン分解産物

FRI：Fall Risk Index

FTD：frontotemporal dementia：前頭側頭型認知症

G

GDS：Geriatric Depression Scale：老年期うつ病評価尺度

H

HDS-R：Hasegawa's Dementia Scale-Revised：改訂長谷川式認知症スケール

I

IADL：instrumental ADL：手段的日常生活活動（手段的日常生活活動作）

IC：informed consent：インフォームド・コンセント

ICD-10：International Classification of Diseases-10：国際疾病分類第 10 版

ICP：Integrated Care Pathway：統合ケアパス

ICU：intensive care unit：集中治療室

IPA：International Psychogeriatric Association：国際老年精神医学会

J

JST：Japan Science and Technology Agency：日本科学技術振興機構

M

MCI：mild cognitive impairment：軽度認知障害
MIBG：123I-meta-iodobenzylguanidine
MMSE：Mini-Mental State Examination
MoCA：Montreal Cognitive Assessment
MRI：magnetic resonance imaging：核磁気共鳴画像法
MSW：medical social worker：医療ソーシャルワーカー

N

NIA-AA：National Institute on Aging and Alzheimer's Association：米国立老化研究所とアルツハイマー協会
NMDA：N-methyl-D-aspartate：N メチル D アスパラギン酸
NMDA-R：NMDA receptor
NMDA-RI：NMDA-R inhibitor
NPO：Nonprofit Organization：民間非営利団体
NRS：Numeric Rating Scale
NSAID(s)：Non-Steroidal Anti-Inflammatory Drug(s)：非ステロイド性抗炎症薬

O

OT：occupational therapist：作業療法士

P

PACSLAC：Pain Assessment Checklist for Seniors with Limited Ability to Communicate
PAINAD：Pain Assessment in Advanced Dementia Scale
PDD：Parkinson disease dementia：認知症を伴うパーキンソン病
PE：pulmonary embolism：肺塞栓症

略語一覧　177

PET：positron emission tomography：陽電子放出断層撮影法
PT：physical therapist：理学療法士
PNFA：progressive non-fluent aphasia：進行性非流暢性失語
PPI：proton pomp inhibitor：プロトンポンプ阻害薬

Q

QOL：quality of life：生活の質

R

REM：rapid eye movement：レム（急速眼球運動）
REM sleep：rapid eye movement sleep：レム睡眠
RBD：REM sleep behavior disorder：レム期睡眠行動異常症

S

SD：semantic dementia：意味性認知症
SNRI：serotonin noradrenaline reuptake inhibitor：セロトニン・
　　ノルアドレナリン再取り込み阻害薬
SPECT：single photon emission computed tomography：単一光
　　子放射断層撮影法
SSRI：selective serotonin reuptake inhibitor：選択的セロトニン
　　再取り込み阻害薬
ST：speech therapist：言語療法士（言語聴覚士）

U

US：ultrasonography：超音波検査

V

VaD：vascular dementia：血管性認知症
VAS：Visual Analog Scale
VRS：Verbal Rating Scale

W

WHO：World Health Organization：世界保健機構

■索引

A to Z

acetylcholine	25
activities of daily living	53
AD	20
ADL	53, 67
Alzheimer type dementia	20
BADL	68
Basic Activities of Daily Living	68
behavioral and psychological symptoms of dementia	1
benzodiazepine	33
BPSD	1, 24, 29, 56, 90
BZD	33
CAM	49
Capgras 症状	110
CDR	8, 70
CDT	5
CGA7	4, 6, 7, 67, 69
ChEI	25
cholinesterase inhibitor	25
Clinical Dementia Rating	8, 70
Clock Drawing Test	5
Comprehensive Geriatric Assessment 7	4
Confusion Assessment Method	49
DASC–21	5, 67, 70
D-dimer	82
deep vein thrombosis	15
Delirium Rating Scale, Revised 98	49
Dementia Assessment Sheet for Community-based Integrated Care System–21 items	5

索引　179

dementia support team	16
dementia with Lewy bodies	19
DLB	19
DRS-R-98	49
DST	16, 93, 95, 123
DVT	15, 76, 77, 82
D ダイマー	82
Fall Risk Index	79, 80
Hasegawa's Dementia Scale-Revised	8
HDS-R	8, 19, 71
IADL	68
Instrumental Activities of Daily Living	68
Japanese version of MoCA	8
MCI	9
Mini-Cog	8
Mini-Mental State Examination	5
MMSE	5, 9, 19, 67, 71
MoCA	8, 67, 71
MoCA-J	8
Montreal Cognitive Assessment	8
MSW	136, 141
NMDA	25, 27
NSAIDs	41
Parkinson disease dementia	78
PDD	78
PE	76, 77, 82
pulmonary embolism	77
QOL	32, 38, 67
quality of life	32
rapid eye movement sleep	21
rapid eye movement sleep behavior disorder	21
RBD	21
REM sleep	21

selective serotonin reuptake inhibitors ············· 32

serotonin noradrenaline reuptake inhibitors ········ 32

SNRI ··· 32

SSRI ··· 32

treatable dementia ··································· 67

VaD ·· 19

vascular dementia ··································· 19

あ

アパシー ····························· 32, 38, 107, 109

安全性 ·· 36

意識 ·· 18

意識障害 ·· 24

意思決定 ···18, 138

依存 ·· 36

痛み ··· 37, 39

一般病床 ·· v

易怒性 ··························· 30, 102, 107

意欲低下 ···32, 108

医療相談室 ··136

医療費助成制度 ······································139

インフォームド・コンセント ··············· 86

うつ症状 ··111

うつ状態 ·· 24

うつ病 ·· 24

運転能力 ··158

運転免許更新 ··157

嚥下障害 ·· 41

か

外国人対応 ··149

介護

　——支援専門員 ································146

——者 ······································· 5, 43, 55

——職員 ································· 8

——能力 ································· 69

——負担 ································· 69

——保険制度 ··························138

改訂長谷川式認知症スケール ············· 8

外務省医務官 ··························154

替え玉妄想 ··························111

過活動型 ································· 47

かかりつけ医 ··························127

かかりつけ医認知症対応力向上研修事業 ·········128

過鎮静 ································· 31, 36

仮面様顔貌 ································· 21

ガランタミン ································· 25

感覚過剰 ································· 48

感覚遮断 ································· 48

環境調整 ································· 51

看護計画 ··························121

看護師 ································· 53

感染 ································· 42

漢方薬 ································· 35

緩和ケア ································· 37

記憶障害 ································· 20

機械的記憶 ································· 55

帰国支援 ··························152

虐待 ································· 43, 60

救急医療 ·················5, 125, 130

急性虚血性心疾患 ················· 4

教育的支援 ································· 59

居住支援 ··························133

距離感 ································· 55

近時記憶障害 ································· 20

苦痛 ································· 39

ケア ･････････････････････････････････ 3

ケアマネジャー ･･････････････････････ 45, 146

経済状況 ･････････････････････････････ 2

経済的支援 ･･････････････････････････ 59

軽度認知障害 ･･････････････････････ 9

結晶性能力 ･･････････････････････････ 55

幻覚 ･････････････････････････････ 30, 110

言語療法士 ･･････････････････････････ 53

見当識障害 ･･････････････････････････ 20

権利擁護 ･･････････････････････････ 2, 45

公安委員会 ･････････････････････････ 158

抗うつ薬 ････････････････････････････ 32

後期高齢者 ･･････････････････････ v, 7

抗凝固療法 ･･････････････････････････ 79

攻撃性 ･･･････････････････････････････ 102

高血圧症 ･･･････････････････････････ 3

抗精神病薬 ･･････････････････････････ 30

向精神薬 ････････････････････････････ 23

拘束 ･････････････････････････････････ 50

抗てんかん薬 ･･････････････････････ 34

行動障害型 FTD ････････････････････ 112

行動制限 ････････････････････････････ 14

抗認知症薬 ･････････････････････････ 159

抗不安薬 ････････････････････････････ 33

興奮 ･･････････････････････････ 24, 30, 107

高齢者

　――虐待防止法 ･････････････････ 44

　――総合機能評価 ･････････････ 67

　――総合的機能評価―簡易版 ･････ 4, 6

　超―― ･･････････････････････････ 7

高齢入院患者 ･････････････････････ 5

誤嚥 ･････････････････････････････････ 41

誤嚥性肺炎 ･･････････････････････････ 50

骨折	50
誤認	110
コミュニケーション	51, 54
コメディカル	8
雇用保険	139
コリンエステラーゼ阻害薬	25

さ

在宅医療	125, 134
在宅介護	134
在宅退院	145
在宅療養支援診療所	146
在留外国人	149, 150, 151
作業療法	92
作業療法士	53
サルコペニア	77, 91
脂質異常症	3
施設基準	121
施設入所	14
自尊心	56, 58
失見当	20
嫉妬妄想	111
自動車運転	155, 157
自発性低下	108
社会状況	59
社会的支援	14
住環境	2
羞恥心	58
終末期医療	125, 134
準備因子	47
障害基礎年金	139
障害共済年金	139
障害厚生年金	139

障害者手帳 …………………………… 138

焦燥感 ……………………………… 106, 107

常同行為 …………………………… 113

傷病手当金 ………………………… 139

症例検討会 ………………………… 94

ショートステイ …………………… 146

新オレンジプラン ………………… v, 127

神経症状 …………………………… 21

人権擁護 …………………………… 43

進行性非流暢性失語 ……………… 112

心疾患 ……………………………… 3

振戦 ………………………………… 21

身体活動 …………………………… 75

身体合併症 ………………………… 15, 37

身体拘束 …………………… 2, 15, 43, 122

身体疾患 …………………………… 2

身体障害者手帳 …………………… 139

深部静脈血栓症 …………… 14, 77, 81

人物誤認 …………………………… 110

心理社会的要因 …………………… 2

心理相談員 ………………………… 136

心理的支援 ………………………… 59

心理特性 …………………………… 58

睡眠－覚醒リズム ………………… 75

睡眠薬 ……………………………… 33

睡眠リズム ………………………… 21

スクリーニング検査 ……………… 8

スピリチュアル …………………… 38

生活機能障害 ……………………… 8

生活支援 …………………… 2, 59, 133

生活保護 …………………………… 140

精神科

　　——医療サービス ……………… 16

――病院	125
――病棟	15
――リエゾンチーム	vi, 1, 53, 93, 95, 117, 123
――リエゾンチーム加算	16, 132
精神障害者保健福祉手帳	138
精神病床	16
成年後見制度	43, 87, 138
前傾姿勢	21
前頭葉	72
せん妄	1, 4, 17, 18, 45, 90
総合入院体制加算	16
総合病院	4, 15
喪失体験	2
疎外感	56
側頭葉	72

た

第一分類	156
退院後訪問指導料	132
退院支援	3, 7
退院調整	140
退院調整看護師	141
退院前カンファレンス	147
体重減少	41
大腿近位部骨折	79
体内蓄積	36
多言語対応	152
多職種連携のための研修会	134
立ち去り行動	72
脱水	75
多文化対応	153
地域包括ケアシステム	v, 10, 124, 125
地域包括支援センター	76, 146

チーム医療	vi, 46
注意	18
中核的特徴	22
重複記憶錯誤	110
治療	3
治療コンプライアンス	2
治療同意能力	14
治療方針	18
通所リハビリテーション	146
低栄養	41, 75
低活動型	47
デイケア	146
デイサービス	146
転倒	31, 50, 77, 79
転倒予防	81
転落	50
同意能力	2
統合ケア	125, 134
統合ケアパス	126
頭頂葉	72
疼痛管理	75
疼痛緩和	39
疼痛評価	40
糖尿病	3, 31
道路交通法	156
特別障害者手当	139
時計描画テスト	5
突進歩行	21
ドネペジル	25
取り繕い反応	71

な

日常生活	2

日常生活活動	53
基本的——	68
手段的——	68
日常生活自立度	123
日内変動	18
日本国大使館	154
入院環境	90
入院時	7
尿路感染症	4
任意通報制度	158
認知機能検査	8
認知機能低下	17
認知機能評価	67
認知症	
——アセスメント	10
——アセスメントシート	5
——ケア加算	vi, 1, 2, 122, 132
——ケアパス	124, 126
——サポート医	125, 127, 128
——サポート医養成研修事業	127
——サポートチーム	vi, 16, 93
——施策推進総合戦略	v
——疾患医療センター	125, 127, 129
——初期集中支援チーム	124, 126, 127
——専門診断管理料	130
——対応型通所介護	146
——治療病棟	133
——治療薬	24
——の行動・心理症状	1
——の重症度	73
——有病率	3
——を伴うパーキンソン病	78
アルツハイマー型——	v, 20, 106

意味性—— ・・・・・・・・・・・・・・・・・・・・112

血管性—— ・・・・・・・・・・・・・・・・・18, 108

前頭側頭型—— ・・・・・・・・・・・・・・112

まだら—— ・・・・・・・・・・・・・・・・・・108

レビー小体型—— ・・・・・・・・・19, 110

忍容性 ・・・・・・・・・・・・・・・・・・・・・・・・・・・ 36

脳血管障害 ・・・・・・・・・・・・・・・・・・・・・・・・・ 3

は

パーキンソン症状 ・・・・・・・・・・・・・・・・ 21, 32

パーソンセンタードケア ・・・・・・・・・・101

肺炎 ・・・・・・・・・・・・・・・・・・・・・・・・・・・ 4

肺血栓塞栓症予防管理料 ・・・・・・・・ 83

排泄 ・・・・・・・・・・・・・・・・・・・・・・・・・・ 58

肺塞栓症 ・・・・・・・・・・・・・・・・・・ 77, 81

廃用症候群 ・・・・・・・・・・・・・・・・・・・・ 91

被害妄想 ・・・・・・・・・・・・・・・・・・・・・102

非自発入院 ・・・・・・・・・・・・・・・・・・・ 14

病識 ・・・・・・・・・・・・・・・・・・・・・・・・・ 56

服薬管理能力 ・・・・・・・・・・・・・・・・・・ 14

不眠 ・・・・・・・・・・・・・・・・・・・・・・・・・ 91

プライマリケア ・・・・・・・・・・・・・・・・・・127

プリオン病 ・・・・・・・・・・・・・・・・・・・・ 19

振り返り徴候 ・・・・・・・・・・・・・・・・ 22, 71

勉強会 ・・・・・・・・・・・・・・・・・・・・・・・ 94

便失禁 ・・・・・・・・・・・・・・・・・・・・・・・ 42

ベンゾジアゼピン ・・・・・・・・・・・・・・・・ 33

暴言 ・・・・・・・・・・・・・・・・・・・・・・・・・ 24

邦人認知症高齢者 ・・・・・・・・・・・・・・154

訪日外国人 ・・・・・・・・・・・・・・・・・・・149

訪問看護ステーション ・・・・・・・・・・・・146

訪問看護同行加算 ・・・・・・・・・・・・・・132

訪問薬剤師 ・・・・・・・・・・・・・・・・・・・146

索引　189

訪問リハビリテーション	146
暴力	24
ボディータッチ	57

ま

幻の同居人	110
慢性疼痛	40
無動	21
メタ認知	70
メマンチン	26
妄想	30
もの盗られ妄想	107

や

夜間せん妄	46
誘発因子	47
ユマニチュード	107
抑うつ	106, 110

ら

理学療法	91
理学療法士	53
リスク評価	76
リスクマネージメント	51, 74
離脱症状	36
リバスチグミン	25
流動性能力	55
臨時適性検査	157
臨床的認知症尺度	8, 70
レム睡眠	21
連携	118
労災保険	139
老年症候群	41

わ

我が道を行く行動 ······································112

認知症診療連携マニュアル

日本総合病院精神医学会治療指針8

2018年11月15日　初版第1刷発行

編　　集	日本総合病院精神医学会
	認知症委員会
発 行 者	石 澤 雄 司
発 行 所	株式会社 星 和 書 店

〒168-0074　東京都杉並区上高井戸1-2-5

電話　03（3329）0031（営業部）／03（3329）0033（編集部）

FAX　03（5374）7186（営業部）／03（5374）7185（編集部）

http://www.seiwa-pb.co.jp

印刷・製本　中央精版印刷株式会社

©2018　日本総合病院精神医学会認知症委員会／星和書店

Printed in Japan　　　　　　　　　ISBN978-4-7911-0993-7

・本書に掲載する著作物の複製権・翻訳権・上映権・譲渡権・公衆送信権（送信可能化権を含む）は（株）星和書店が保有します。

・ JCOPY 〈（社）出版者著作権管理機構　委託出版物〉
　本書の無断複製は著作権法上での例外を除き禁じられています。複製される場合は，そのつど事前に（社）出版者著作権管理機構（電話 03-3513-6969，FAX 03-3513-6979，e-mail：info@jcopy.or.jp）の許諾を得てください。

子どものこころの診療ハンドブック
日本総合病院精神医学会治療指針 7

日本総合病院精神医学会 児童・青年期委員会 企・編
四六判変型（縦 18.8 cm × 横 11.2 cm）208p 定価：本体 2,600円 + 税

せん妄の臨床指針〔せん妄の治療指針 第 2 版〕
日本総合病院精神医学会治療指針 1

日本総合病院精神医学会せん妄指針改訂班（統括：八田耕太郎）編
四六判変型（縦 18.8 cm × 横 11.2 cm）148p 定価：本体 1,800円 + 税

静脈血栓塞栓症予防指針
日本総合病院精神医学会治療指針 2

日本総合病院精神医学会教育・研究委員会（主担当：中村満）編
四六判変形（縦 18.8 cm × 横 11.2 cm）96p 定価：本体 1,800円 + 税

身体拘束・隔離の指針
日本総合病院精神医学会治療指針 3

日本総合病院精神医学会教育・研究委員会（主担当：八田耕太郎）編
四六判変形（縦 18.8 cm × 横 11.2 cm）112p 定価：本体 2,200円 + 税

急性薬物中毒の指針
日本総合病院精神医学学会治療指針 4

日本総合病院精神医学会治療戦略検討委員会（主担当：上條吉人）編
四六判変型（縦 18.8 cm × 横 11.2 cm）132p 定価：本体 2,400円 + 税

向精神薬・身体疾患治療薬の相互作用に関する指針
日本総合病院精神医学会治療指針 5

日本総合病院精神医学会治療戦略検討委員会 編
四六判変形（縦 18.8 cm × 横 11.2 cm）296p 定価：本体 3,500円 + 税

生体臓器移植ドナーの意思確認に関する指針
日本総合病院精神医学会治療指針 6

日本総合病院精神医学会治療戦略検討委員会・
臓器移植関連委員会（主担当：西村勝治）企・編
四六判変型（縦 18.8 cm × 横 11.2 cm）112p 定価：本体 2,200円 + 税

発行：星和書店 http://www.seiwa-pb.co.jp